Mohamed Dkhil

Anti-inflammatoire non stéroïdien : Piroxicam

Mohamed Dkhil

Anti-inflammatoire non stéroïdien : Piroxicam

Effets histopathologiques et cytogénétiques du piroxicam sur le système mammalien in vivo

Imprint
Any brand names and product names mentioned in this book are subject to trademark, brand or patent protection and are trademarks or registered trademarks of their respective holders. The use of brand names, product names, common names, trade names, product descriptions etc. even without a particular marking in this work is in no way to be construed to mean that such names may be regarded as unrestricted in respect of trademark and brand protection legislation and could thus be used by anyone.

Cover image: www.ingimage.com

This book is a translation from the original published under ISBN 978-3-8443-1976-7.

Publisher:
Sciencia Scripts
is a trademark of
International Book Market Service Ltd., member of OmniScriptum Publishing Group
17 Meldrum Street, Beau Bassin 71504, Mauritius
Printed at: see last page
ISBN: 978-620-2-94136-5

RECONNAISSANCE

LES MOTS NE POURRONT JAMAIS EXPRIMER MA PLUS PROFONDE GRATITUDE ENVERS TOUS CEUX QUI M'ONT AIDÉ À RENDRE CETTE ŒUVRE POSSIBLE.

I *J'aimerais exprimer ma profonde gratitude et mes remerciements sincères au Dr. MOHAMED dit GABRY, professeur d'histoire et d'histochémistique, au département de zoologie, à la faculté des sciences, à l'UNIVERSITÉ de HELWAN, à l'Égypte POUR SA BONNE supervision, sa GENTILLE ATTENTION ET LA lecture critique de ces documents.*

JE SUIS PROFONDÉMENT REDEVABLE AU DR. AMANY ABDEL MONEM TOHAMY, LECTEUR DE GÉNÉTIQUE, DÉPARTEMENT DE ZOOLOGIE, FACULTÉ DE SCIENCE, UNIVERSITÉ HELWAN, POUR AVOIR ASSURÉ UNE GRANDE PARTIE DE SA supervision ET POUR AVOIR donné une GRANDE PARTIE DE SA PRÉCIEUSE EXPÉRIENCE.

CONTENU

ABSTRACT

Le piroxicam est un anti-inflammatoire non stéroïdien largement utilisé dans les maladies rhumatismales. Le but de cette étude était d'étudier les changements histopathologiques et cytogénétiques induits par le Piroxicam chez des souris albinos mâles.

Les **méthodes** : Les animaux ont été classés en un groupe de contrôle et 4 groupes traités. Le piroxicam a été injecté par voie intrapéritonéale à raison de 0,3 mg/kg par jour pendant quatre semaines. Chaque semaine, un groupe de souris a été sacrifié. Le foie et les reins ont été obtenus pour un examen histologique et histochimique. Les animaux ont été classés en un groupe témoin et 4 groupes traités. Le piroxicam a été injecté par voie intrapéritonéale à raison de 0,3 mg/kg par jour pendant quatre semaines. Chaque semaine, un groupe de souris a été sacrifié. Le foie et les reins ont été obtenus pour un examen histologique et histochimique. Des cellules de moelle osseuse ont été préparées pour étudier l'aberration chromosomique et l'indice mitotique dus à l'administration de piroxicam.

Résultats : Les coupes de foie sont apparues avec une infiltration cellulaire inflammatoire, des hépatocytes vacuolés, des sinusoïdes dilatées et un nombre accru de cellules Kupffer. Des coupes rénales sont apparues avec quelques inflammations cellulaires. Les glomérules ont été rétrécis, ce qui a entraîné un élargissement de l'espace urinaire. Des oedèmes et des vacuolations ont été constatés dans les cellules tubulaires. Il y avait une corrélation positive entre ces changements pathologiques et l'augmentation des périodes de traitement. La coloration histochimique a révélé que la teneur en glycogène et en protéines avait diminué dans les hépatocytes. Cette déplétion s'est aggravée progressivement dans les cellules hépatiques après deux, trois et quatre semaines. Une déplétion similaire de la teneur en glycogène a été observée dans les tissus rénaux. Cependant, la teneur en protéines semblait avoir légèrement diminué dans les tubules et les glomérules rénaux. L'encensement de la chromatine grossière dans les noyaux des hépatocytes, des cellules Kupffer et de la plupart des cellules inflammatoires a été détecté par la méthode Fuelgen. Les tissus rénaux sont apparus avec une forte diminution de la chromatine grossière dans les noyaux. Des coupes de foie sont apparues avec une infiltration de cellules inflammatoires, des hépatocytes vacuolés, des sinusoïdes dilatées et un nombre accru de cellules Kupffer. Des coupes de rein sont apparues avec quelques inflammations cellulaires. Les glomérules ont rétréci, ce qui a entraîné un élargissement de l'espace urinaire. Des oedèmes et des vacuolations ont été constatés dans les cellules tubulaires. Il y avait une corrélation positive entre ces changements pathologiques et l'augmentation des périodes de traitement. La coloration histochimique a révélé que la teneur en glycogène et en protéines avait diminué dans les hépatocytes. Cette déplétion s'est aggravée progressivement dans les cellules hépatiques après deux, trois et quatre semaines. Une déplétion similaire de la teneur en glycogène a été observée dans les tissus rénaux. Cependant, la teneur en protéines semblait avoir légèrement diminué dans les tubules et les glomérules rénaux. L'encensement de la chromatine grossière dans les noyaux des hépatocytes, des cellules Kupffer et de la plupart des cellules inflammatoires a été détecté par la méthode Fuelgen. Les tissus rénaux sont apparus avec une forte diminution de la chromatine grossière dans les noyaux. Les aberrations chromosomiques structurelles observées se présentaient sous la forme d'une rupture de chromatides, d'une fusion centrée, d'une atténuation centromérique, d'un chromosome en anneau et d'une association bout à bout. À toutes les périodes de traitement utilisées, le nombre de cellules présentant des ruptures de chromatides et des aberrations structurelles totales a augmenté à des niveaux statistiquement significatifs. Ce n'est qu'après une et quatre semaines de traitement que l'on constate que le nombre de cellules présentant une association de bout en bout a augmenté de manière significative.

Conclusion : Il est clair que le piroxicam a un effet toxique sur les tissus du foie et des reins ainsi que sur les cellules de la moelle osseuse où il provoque certaines aberrations dans les chromosomes. Par conséquent, le piroxicam doit être utilisé sous un contrôle médical strict, et ces effets secondaires graves doivent être pris en compte et pris en considération lors de l'utilisation du piroxicam dans les traitements.

Les maladies rhumatismales sont rencontrées partout dans le monde, où elles constituent une série de problèmes sociaux et médicaux. Bien que la pathogenèse de la polyarthrite rhumatoïde soit largement inconnue, il est généralement admis qu'elle représente une réponse auto-immune *(Zvaifler, 1988, Cook et Scudamore, 1989)*. La prévention et le traitement des maladies rhumatismales constituent aujourd'hui l'un des principaux défis que doivent relever les personnes concernées par les problèmes de santé publique. À cette fin, divers médicaments anti-inflammatoires, appartenant à différentes classes chimiques, ont été introduits pour un usage clinique en tant qu'anti-rhumatismes. Les anti-inflammatoires non stéroïdiens constituent l'une des nombreuses familles d'agents chimiques ayant des propriétés anti-inflammatoires et analgésiques cliniquement utiles.

Les anti-inflammatoires non stéroïdiens sont largement utilisés pour soulager la douleur et traiter l'arthrite, notamment la polyarthrite rhumatoïde, la spondylarthrite ankylosante, l'arthrose et la goutyarthrite *(Cryer et Feldman, 1992)* et les blessures orthopédiques (*Hoppmann et al., 1991*). Ces anti-inflammatoires non stéroïdiens sont devenus l'un des médicaments les plus couramment prescrits dans l'ornamentarium du médecin (*Levin, 1988*). Les propriétés analgésiques et antipyrétiques de ces médicaments font que leur utilisation est largement répandue. En outre, ces médicaments sont généralement pris pendant des périodes relativement longues.

De nombreux produits chimiques environnementaux et industriels sont capables de causer des dommages cytogénétiques chez les animaux de laboratoire. Le potentiel d'effets similaires chez l'homme est évident. Comme les dommages cytogénétiques sont généralement associés à des troubles cliniques graves *(Burns, 1972 et Riccardi, 1977)*, il est impératif de déterminer si les produits chimiques auxquels l'homme peut être exposé sont capables d'induire ce type de dommages génétiques.

On sait que de nombreuses substances ayant une action anti-inflammatoire influencent le métabolisme de l'ADN *(Klein et Woltawa, 1975, Hoffer et Thumb, 1984)* et peuvent donc provoquer des dommages dans le matériel génétique. Étant donné que les antirhumatismaux non stéroïdiens sont généralement administrés sur de longues périodes, l'évaluation du risque mutagène de ces médicaments semble particulièrement importante.

La présente étude a été conçue pour étudier l'effet histologique et cytogénétique de l'anti-inflammatoire non stéroïdien piroxicam (feldene).

Des souris de laboratoire mâles adultes *(Mus musculus)* ont été utilisées comme animaux d'expérimentation. Les changements histologiques dans le foie et les reins ont été étudiés. Les modifications cytogénétiques des cellules de la moelle osseuse ont également été examinées.

1- Piroxicam

Le piroxicam (feldène) est un anti-inflammatoire non stéroïdien, qui a une activité analgésique et antipyrétique, et il est l'un des plus récents à avoir été introduit dans la pratique clinique *(Insel, 1991)*.

I- Mécanisme d'action

Les recherches menées ces dernières années sur les maladies rhumatismales ont permis d'acquérir une connaissance approfondie de la complexité du processus inflammatoire. Plus nous comprenons, plus il devient possible de trouver des moyens d'intervenir dans la séquence des événements inflammatoires. Le piroxicam intervient à plusieurs niveaux fondamentaux dans la séquence inflammatoire.

i- Inhibe la synthèse des prostaglandines

Les prostaglandines sont des médiateurs connus de l'inflammation. Les concentrations plasmatiques de prostaglandines diminuent de manière significative deux heures après l'administration orale de piroxicam *(Walker et Dawson, 1979* et *Carty et al., 1980)*.

ii- Inhibe la migration des cellules inflammatoires

Le piroxicam est un puissant inhibiteur de la migration des monocytes et des cellules polymorphonucléaires *(Wiseman et al., 1976)*.

iii- Inhibe l'activité phagocytaire

Le piroxicam inhibe l'activité phagocytaire, in *vivo,* des leucocytes polymorphonucléaires et inhibe également la libération de superoxyde et d'enzymes lysosomales dans l'espace articulaire *(Wiseman, 1980)*

iv- Inhibe l'arthrite établie

Le piroxicam inhibe le gonflement des tissus mous et empêche le développement d'érosions osseuses de l'arthrite adjuvante chez le rat *(Otterness et al., 1981)*.

v- Inhibe la libération du facteur rhumatoïde

Il a été démontré *in vivo que le* piroxicam réduit de manière substantielle la concentration du facteur rématoide *(Goodwin, 1980)*

B- Absorption, demi-vie et excrétion

Le piroxicam est complètement absorbé après administration orale et atteint 80 % de son pic de concentration plasmatique en une heure, le pic de concentration plasmatique se produisant en deux ou quatre heures.

L'estimation de la demi-vie dans le plasma a été calculée à environ trois heures *(Nutio et Makisara, 1978), d'*autres auteurs ont estimé une demi-vie encore plus longue de 40-45 heures *(Wieseman, 1977)*.

Le piroxicam est excrété sous forme de conjugué glucuronide et, dans une faible mesure, sous forme inchangée (*Bertram et al., 1998*).

Effets C-Side

Bien que le médicament ait été jugé "bien toléré par les animaux de laboratoire lors des études précliniques de sécurité", les lésions gastro-intestinales sont l'effet secondaire le plus courant et le plus important de tous les anti-inflammatoires non stéroïdiens (*Schiantarell et Gadel, 1981*).

Selon *Aguwa (1985), les* rats des deux sexes présentaient des signes significatifs d'ulcération gastrique. Dans le système digestif humain, l'administration de piroxicam a provoqué un grave effet secondaire. Il comprend des douleurs ou des troubles épigastriques, une pyrosis, des nausées et un ulcère gastrique *(Metz, 1981 ; Wilson et al., 1981 ; Johanson et al., 1982 et Whittle, 1982).*

Wiseman et Reinert (1975) ont rapporté que des lésions gastro-intestinales et une nécrose papillaire rénale ont été observées chez le singe après une administration prolongée de piroxicam.

Hartmann et al. (1984) ont constaté une jaunisse cholestatique prolongée et une leucopénie en réponse au piroxicam. L'examen histologique de la biopsie du foie a révélé une rétention biliaire canaliculaire et intracellulaire prononcée. Après l'arrêt du médicament, la bilirubine sérique a été ramenée à des valeurs normales sur une période de 10 semaines.

Selon *Adams et al. (1986), les* patients se présentant dans une unité avec une insuffisance rénale associée au piroxicam et à d'autres AINS se sont tous rétablis lorsque le traitement AINS a été arrêté.

Sous un autre angle, ces médicaments ont été considérés comme responsables de divers problèmes de santé, dont le plus courant est l'apparition d'une cirrhose hépatique, d'une diminution du flux sanguin rénal ainsi que du taux de filtration glomérulaire chez les patients traités ainsi que d'une insuffisance cardiaque et parfois rénale *(Lifeschitz, 1982 ; Clive et Stoff, 1984* et *Dunn, 1984).*

Murn (1989) a rapporté des blessures des tubules et des changements dans la fonction rénale après une seule administration et trois mois d'administration orale de piroxicam. En outre, *Callaghan et ses collaborateurs (1994) ont* constaté que le taux de créatinine était augmenté pendant le traitement au piroxicam.

D-Toxicité

La cause documentée de la purpurie thrombocytopénique est la cause de la toxicité du piroxicam *(Bigrnstad et Vik, 1986)*. On a observé une anémie aplasique fœtale chez les patients hospitalisés après une utilisation prolongée du piroxicam *(Lee et al., 1982)*. *Une* leucocytopénie a été observée après trois ans de traitement au piroxicam (20-40 mg/jour) *(Rahman et al., 1979)*. Le traitement chronique du piroxicam a été associé à une rétention d'eau qui induit une insuffisance cardiaque *(Fowler et Arnold, 1983)*.

Teleb et al. (1990) ont rapporté une labilisation lysosomale rénale indicateur de néphrotoxicité évoquée par le piroxicam oral à court terme chez le rat. L'activité ulcérogène du piroxican s'est avérée inférieure à celle de l'asprine, de l'indométhacine phénylbutazone, du diclofénac, de l'ibuprofène et de l'acide méfémarique *(Brogden et al., 1984)*.

Selon *Osborne (1974)* et *Wiseman et al. (1981), les* études précliniques sur le piroxicam ont été caractérisées par des signes toxicologiques qui sont maintenant considérés comme typiques chez les animaux de laboratoire traités avec des anti-inflammatoires non stéroïdiens. À fortes doses, une toxicité gastro-intestinale a été observée chez les rongeurs. Chez les chiens, la combinaison de fortes doses et d'une administration à long terme a entraîné une certaine toxicité rénale, généralement une nécrose papillaire. La leucocytose et l'hypercalcimie ont accompagné cette nécrose, un syndrome associé à divers néphrites des chiens.

Macdougall et al. (1984) ont remarqué qu'il y avait une toxicité multisystémique suite à l'ingestion de 5 gélules de piroxicam (100 mg.). Les signes de dysfonctionnement hépatique et rénal se sont développés en 3 jours, les anomalies biochimiques et hématologiques cliniques se sont lentement résolues en 3-4 semaines.

E-Génotoxicité

Les taux d'échange de chromatides soeurs (ECS) avant et après l'application thérapeutique de plusieurs antirhumatismaux non stéroïdiens (Diclofenac,

Flurbiprefen, Ibuprofen, Indométhacine, Isoxicam, Ketoprofen, Piroxicam, et Piroprofen, acide tiaprofénique) ont été déterminés dans des lymphocytes humains *in vivo.* Les examens cytogénétiques de ces agents antirhumatismaux non stéroïdiens n'ont révélé aucun effet génétique pendant une période de traitement de deux semaines. *(Kullich et Klein, 1986).*

Les examens cytogénétiques du Lornoxicam, du Tenoxicam et du Piroxicam *in vitro* n'ont montré aucune influence sur les fréquences d'ECS dans les doses thérapeutiques. Avec l'ajout de mitomycine C (MMC) aux cultures (une méthode qui stimule un stress génotoxique supplémentaire), les taux d'ECS sont nettement plus élevés avec les oxicams que chez les témoins sans oxicam. Un traitement de 14 jours avec le Tenoxicam et le Lornoxicam a modifié les taux d'ECS spontanée *in vivo ; le* piroxicam n'a pas modifié ces taux. L'augmentation des taux d'ECS pourrait indiquer un effet antimutagène des oxicams si la réparation des dommages à l'ADN est transférée vers une voie plus parfaite ; cependant, par une surcharge de la réparation, due à des facteurs génotoxiques supplémentaires (tels que les cytostatiques, le tabagisme, l'exposition aux rayons X), le traitement par les oxicams pourrait mettre en évidence un risque génotoxique. *(Kullich et al., 1990).*

Les phagocytes humains stimulés produisent des radicaux d'oxygène toxiques qui induisent des échanges de chromatides sœurs dans les cellules de mammifères en culture. Les dommages oxydatifs aux membranes déclenchent des réactions en chaîne de peroxydation des lipides et la stimulation de la cascade d'acide arachidonique. Les produits de ces réactions peuvent être à l'origine de la toxicité génétique des radicaux d'oxygène. L'acide arachidonique a considérablement augmenté le nombre d'échanges de chromatides sœurs dans les cellules cibles exposées aux phagocytes stimulés. Ces dommages génétiques ont été supprimés dans des cellules traitées par des radicaux et préincubées avec des inhibiteurs de la cyclo-oxygénase (indométhacine), de la lipoxygénase (acide nordihydrogu-thaïarétique) ou des deux voies (piroxicam) *(Weitberg, 1988).*

2- Analyse cytogénétique des lésions de la moelle osseuse

Il est indiqué que la moelle osseuse est très sensible aux stimuli externes et internes et, en particulier, à la cytotoxicité (c'est-à-dire l'endommagement d'une cellule entraînant sa mort) et/ou à la génotoxicité (c'est-à-dire l'endommagement de l'ADN cellulaire, qui peut entraîner la mort de la cellule, une mutation, un cancer, *etc.))*. *En* conséquence, des recherches considérables ont été consacrées à la mise au point de tests *in vivo sur la* moelle osseuse pour détecter les dommages génotoxiques.

La moelle osseuse est connue pour être le principal site d'hématopoïèse et comprend plusieurs populations de cellules fonctionnellement distinctes. Les lésions de la moelle osseuse peuvent se produire à travers les lignées cellulaires, toutes les populations de cellules proliférantes étant touchées, ou les lésions peuvent être relativement spécifiques à la lignée et au type de cellule. Ainsi, les effets sur les cellules souches ou les cellules en cours de différenciation peuvent être assistés simultanément.

Le taux élevé de renouvellement des cellules fait de la moelle osseuse une cible sensible pour les produits chimiques cancérigènes/mutagènes. Son taux mitotique élevé et la facilité de manipulation technique font également de la moelle osseuse un système expérimental privilégié pour les tissus géntoxiques *in vivo*.

Les données obtenues expérimentalement indiquent la pertinence des lésions de la moelle osseuse pour les futurs effets néfastes sur la santé. Les lésions cytogénétiques des cellules de la moelle osseuse peuvent être facilement associées à des maladies telles que la pancytopénie ou l'anémie, et les lésions génotoxiques peuvent être corrélées avec l'induction de tumeurs *(Tice et Ivett, 1985)*.

Les manifestations cytogénétiques des lésions de la moelle osseuse, qu'elles soient cytotoxiques ou génotoxiques, offrent une occasion unique d'évaluer les événements cellule par cellule. Ces manifestations comprennent les aberrations chromosomiques.

Aberrations chromosomiques :

Les aberrations chromosomiques sont largement définies comme des alternances dans la morphologie des chromosomes. Ces alternances sont généralement évaluées dans les cellules en métaphase, mais certains types de dommages peuvent également être détectés pendant l'anaphase (par exemple le pont d'anaphase) ou à l'interphase (micronoyaux). Les aberrations qui impliquent des positions identiques sur les deux chromatides sœurs du chromosome sont appelées type de chromosome, tandis que celles qui n'impliquent qu'une seule des deux chromatides sœurs sont appelées type de chromatide. À l'intérieur de ces types, les aberrations chromosomiques peuvent être classées à l'avenir comme (a) lésion ou lacune achromatique, régions chromatiques de coloration pâle n'impliquant apparemment pas de discontinuité physique ou de déplacement de matériel génétique ; (b) ruptures ou délétions, discontinuités physiques et déplacement de matériel génétique ; et (c) réarrangement ou échange, l'échange de matériel génétique à l'intérieur des chromosomes (échange) ou entre les chromosomes (échange).

La plupart des aberrations chromosomiques sont délétères et entraînent la mort des cellules. Cependant, certains types (par exemple les translocations réciproques, les petites délétions et les investissements) peuvent entraîner une modification de la ou des fonctions des gènes sans pour autant entraîner une perte de viabilité cellulaire. L'altération de la fonction des gènes se produit à la suite de plusieurs types de cancer *(Mitelman, 1983), ce qui* indique l'implication probable d'aberrations chromosomiques dans la cancérogenèse. Conformément à cette relation, les aberrations chromosomiques sont induites par de nombreux mutagènes et/ou carinogènes connus *(Preston et al., 1983).* Ces résultats font de l'analyse des aberrations chromosomiques un indicateur utile des dommages cytotoxiques génotoxiques dans les cellules de la moelle osseuse suite à des expositions *in vivo à des* xénobiotiques.

La plupart des agents mutagènes/carsinogènes n'induisent des aberrations chromosomiques que lorsqu'un cycle intermédiaire de réplication de l'ADN se produit entre l'induction de dommages à l'ADN et le moment de l'analyse de la métaphase/anaphase/interphase *(Evans et Scott, 1969 ; Preston et al., 1983). La* plupart, sinon la totalité, des dommages chromosomiques qui en résultent sont de type chromatique *(Evans et Scott, 1969 ; Bender et al., 1974 ; Savage, 1975 ; Preston et al., 1983).* Cette dépendance de la synthèse de l'ADN pour l'expression des aberrations chromosomiques a conduit à l'hypothèse que ces aberrations sont le résultat de la réplication de l'ADN sur une matrice endommagée *(Evans et Scott, 1969, Bender et al., 1974).* Les agents nécessitant la synthèse d'ADN pour l'expression de dommages clastogènes (c'est-à-dire les aberrations chromosomiques) sont appelés S. dépendants. Inversement, les agents comme les rayonnements ionisants et les produits chimiques radiomimétiques (par exemple la bléomycine) qui induisent des aberrations chromosomiques sans impliquer la synthèse de l'ADN sont décrits comme S.indépendants.

Quel que soit le mécanisme impliqué dans l'induction des lésions clastogènes, la présence d'aberrations induites dans les cellules de la moelle osseuse indique la présence d'agents cytotoxiques/génotoxiques en fonction du mécanisme clastogène, de la puissance, de la dose, de la pharmacocinétique et de l'étendue de l'inhibition de la prolifération cellulaire. Dans l'analyse de la métaphase ou de l'anaphase, la réponse maximale est généralement observée à un moment de l'échantillon qui permet un cycle de réplication de l'ADN après l'induction maximale des dommages à l'ADN. L'expression maximale se produit à ce moment parce qu'en l'absence de conditions d'exposition chronique, de nouvelles divisions cellulaires entraînent (a) une diminution de la fréquence des aberrations chromosomiques en raison de la dilution des aberrations chromosomiques parmi les cellules filles et (b) la perte sélective de cellules fortement endommagées de la population de cellules proliférantes *(Tic et*

Ivett, 1985). Étant donné que les dommages à l'ADN peuvent augmenter la durée du cycle cellulaire, les protocoles de test des aberrations chromosomiques nécessitent des prélèvements multiples (c'est-à-dire 6, 24 et 48 heures après un traitement d'exposition aiguë).

<u>**IV- MATÉRIAUX ET MÉTHODES**</u>

1- Animaux d'expérimentation

Des souris mâles adultes en bonne santé *(Mus musculus)* âgées d'environ 3 à 5 mois et pesant entre 20 et 25 g, achetées à l'Institut de recherche en ophtalmologie (Gizeh, Égypte), ont été utilisées dans la présente enquête. Les animaux ont été logés dans des cages spécialement conçues et ont été maintenus dans le laboratoire dans des conditions constantes pendant au moins une semaine avant leur utilisation. Ils ont été nourris avec un régime alimentaire commercial standard obtenu auprès de la société égyptienne d'huiles et de savons (Le Caire, Égypte). Les expériences ont été approuvées par les autorités de l'État et ont été réalisées conformément à la loi égyptienne sur la protection des animaux.

2- Forme et structure chimique du Piroxicam.

Le piroxicam, qui est un anti-inflammatoire non stéroïdien, est actuellement produit par la filiale égyptienne de la société Pfizer, sous le nom commercial de Feldine. Le piroxicam était obtenu sous la forme d'ampoules de 1 ml contenant du piroxicam dissous dans de l'eau distillée.

Le piroxicam fait partie de la classe des anti-inflammatoires non stéroïdiens, l'oxicam. Il s'agit du 4-hydroxy-2-méthyl-N (2-pyridyl)- 2H-1,   2-benzothiazine-3-arboxamide 1,1-dioxyde. La structure chimique du piroxicam est la suivante : -

3- Dose et traitement :

Seule la dose thérapeutique de piroxicam a été utilisée dans la présente étude. Selon la fabrication, la dose thérapeutique de piroxicam a été estimée à 0,3 mg/kg/jour. Les ampoules de piroxicam (20mg/ml) ont été diluées avec de l'eau distillée pour obtenir la concentration utilisée. Les animaux d'expérience ont reçu une injection intrapéritonéale quotidienne unique de piroxicam (0,3 mg/kg) pendant quatre semaines.

4- Études histologiques et histochimiques :

Conception expérimentale

Vingt-huit animaux ont été utilisés pour les études histologiques ; les animaux ont été divisés en 5 groupes (un groupe témoin de huit animaux et quatre groupes traités (T1, T2, T3, T4) de cinq animaux chacun. Chaque groupe traité a reçu une injection intrapéritonéale quotidienne de piroxicam (0,3 mg/kg/jour) pendant une, deux, trois et quatre semaines respectivement. Le groupe témoin négatif a reçu le même volume d'eau distillée que celui utilisé pour les animaux traités. Après une, deux, trois et quatre semaines, un groupe de souris (2 témoins et 5 traitées) a été sacrifié 24 heures après la dernière injection. Vingt-huit animaux ont été utilisés pour les études histologiques ; les animaux ont été divisés en 5 groupes (un groupe de contrôle de huit animaux et quatre groupes traités (T1, T2, T3, T4) de cinq animaux chacun. Chaque groupe traité a reçu une injection intrapéritonéale quotidienne de piroxicam (0,3 mg/kg/jour) pendant une, deux, trois et quatre semaines respectivement. Le groupe témoin négatif a reçu le même volume d'eau distillée que celui utilisé pour les animaux traités. Après une, deux, trois et quatre semaines, un groupe de souris (2 témoins et 5 traitées) a été sacrifié 24 heures après la dernière injection.

Préparations histologiques et histochimiques

Les animaux des groupes témoins et traités ont été sacrifiés ; disséqués et de petits morceaux du foie et du rein ont été rapidement retirés, puis fixés dans le liquide fixateur de Carnoy. Après fixation, les spécimens ont été déshydratés, encastrés, puis sectionnés à une épaisseur de 5 microns. Pour les examens histologiques, les sections ont été colorées avec de l'hématoxyline d'Ehrlich et de l'éosine. Dans l'étude histochimique, les sections ont été colorées avec la méthode périodique acide-Schiffs pour mettre en évidence les glucides, avec la méthode du bleu de bromophénol pour mettre en évidence les protéines totales, et avec la méthode Fuelgen pour mettre en évidence l'ADN [10]. De nombreuses lames ont été soigneusement examinées pour chaque animal (chaque groupe contenait 5 animaux et pour chaque animal, au moins 3 lames provenant de différentes zones de l'organe ont été examinées.

Les animaux des groupes témoins et traités ont été sacrifiés ; disséqués et de petits morceaux du foie et du rein ont été rapidement retirés, puis fixés dans le liquide fixateur de Carnoy. Après fixation, les spécimens ont été déshydratés, encastrés, puis sectionnés à une épaisseur de 5 microns. Pour les examens histologiques, les sections ont été colorées avec de l'hématoxyline d'Ehrlich et de l'éosine. Dans l'étude histochimique, les sections ont été colorées avec la méthode périodique acide-Schiffs pour mettre en évidence les glucides, avec la méthode au bleu de bromophénol pour mettre en évidence les protéines totales [9], et avec la méthode Fuelgen pour mettre en évidence l'ADN. De nombreuses lames ont été soigneusement examinées pour chaque animal (chaque groupe contenait 5 animaux et pour chaque animal, au moins 3 lames provenant de différentes zones de l'organe ont été examinées.

5- Étude cytogénétique :

A- Les groupes d'animaux :

Trente-deux animaux ont été utilisés pour des études chromosomiques. Les animaux ont été divisés en quatre groupes de 8 animaux chacun. Cinq animaux de chaque groupe ont reçu une injection de piroxicam et trois ont été utilisés comme témoins négatifs et n'ont reçu que le même volume d'eau distillée que celui utilisé pour les animaux traités. Après une, deux, trois et quatre semaines de traitement, un groupe de souris (5 traitées et 3 témoins) a été sacrifié 24 heures après la dernière injection.

B- Préparations chromosomiques :

La méthode utilisée pour obtenir des préparations chromosomiques à partir des cellules de la moelle osseuse est basée sur la technique utilisée par *Yosida et Amans (1965),* avec quelques modifications : -

1- Les animaux ont reçu une injection de 0,5mg/kg de colchicine deux heures avant leur mise à mort, que l'animal ait été traité avec le médicament ou qu'il ait servi de témoin.

2- Les animaux ont été tués par dislocation cervicale et les deux fémoras ont été a immédiatement été enlevé et les tissus étrangers ont été nettoyés.

3- Les deux extrémités des fémurs ont été coupées et les cellules de moelle ont été rincées avec

environ 6 à 8 ml de solution physiologique (chlorure de sodium à 0,9 %) dans un petit tube commun.

4- La suspension de cellules de moelle a été centrifugée à environ 1000 tours/ minute pendant 5 minutes

5- Après centrifugation, le surnageant a été éliminé et environ 8 ml de solution hypotonique

(0,075 M de chlorure de potassium) a été ajoutée, puis la solution a été mélangée doucement et incubée pendant 10-15 minutes à 37°C.

6- La suspension cellulaire a été centrifugée pendant 5 minutes, le surnageant a été jeté

et le culot de la cellule a été perturbé.

7- Pour la fixation, environ 2-3 ml de solution fraîchement préparée (3 parties de méthanol pour 1 partie de

acide acétique glacial) ont été ajoutés lentement en mélangeant constamment et laissés pendant 10 minutes.

8- La suspension cellulaire a été centrifugée, puis le surnageant a été jeté et la cellule

a été perturbée.

9- Pour corriger à nouveau, les étapes 7 et 8 ont été répétées (le fixatif peut être ajouté rapidement).

10- Pour une fixation complète, environ 1 à 2 ml de solution fixative fraîchement préparée ont été ajoutés et les lames ont été immédiatement préparées.

11- Trois ou quatre gouttes de la suspension ont été pipettées sur la surface d'une lame froide propre trempée dans de l'éthanol à 70 %. Les lames ont été enflammées sur un brûleur à benzène.

12- **La coloration :** Une fois complètement séchés, les chromosomes ont été colorés dans du Giemsa tamponné au phosphate (PH 6-8) pendant 45 minutes, puis lavés deux fois dans du tampon au phosphate pendant 10 minutes chacun et séchés à l'air.

13- Les diapositives ont été montées avec du DPX.

C- Métaphase de notation :

Par animal, 50 étalements de métaphase ont été examinés au microscope pour détecter des aberrations chromosomiques. Seules les cellules dont les chromosomes sont bien répartis ont été sélectionnées pour la notation. Toutes les disséminations en métaphase ont été examinées pour détecter des aberrations structurelles et numériques.

D- Indice mitotique :

Le nombre de cellules en division, y compris les prophéties tardives et les métaphases (3000 cellules/animal) a été compté. L'indice mitotique a été calculé comme le nombre de cellules en division /1000 cellules/animal.

<h1 style="text-align:center">V- RESULTATS</h1>

1-Résultats histopathologiques.

Changements histologiques dans le tissu hépatique :

L'examen de coupes de foie de souris 24 heures après la dernière injection de dose thérapeutique pendant une semaine (T1) a montré que le foie avait perdu son architecture caractéristique par rapport au groupe témoin (Fig. 1 A, B). L'examen de coupes de foie de souris 24 heures après la dernière injection de dose thérapeutique pendant une semaine (T1) a montré que le foie avait perdu son architecture caractéristique par rapport au groupe de contrôle (Fig. 1 A, B). Le cytoplasme des hépatocytes était caractérisé par la présence de granules grossiers, roses, de couleur sombre et de quelques vacuoles dans le groupe T1 (Fig. 1 C, D) et par un nombre accru de vacuoles dans le groupe T2 (Fig. 1 E, F). L'infiltration cellulaire inflammatoire était abondante autour de la veine centrale dans les deux groupes T1 et T2. Dans le groupe T2, les noyaux semblaient plus gros et de forme plus irrégulière que dans le groupe T1 (Fig. 1 D, F), avec très peu de chromatine condensée périphérique. Entre-temps, on a également observé de la chromatine agglomérée dans certains hépatocytes (Fig. 1 F). Dans le cas du groupe T3, les hépatocytes étaient gonflés et leur cytoplasme semblait fortement vacuolisé, avec des noyaux irréguliers et de couleur sombre. Les espaces sinusoïdaux étaient fortement oblitérés. L'infiltration cellulaire était plus intense que dans les groupes précédents. Dans le cas du groupe T4, les hépatocytes semblaient plus ou moins normaux en taille et en forme, mais leur cytoplasme était coloré à l'éosine de façon plus foncée que les traitements précédents. En outre, les vacuoles cytoplasmiques étaient moins nombreuses, et les noyaux de la plupart des hépatocytes présentaient de nombreux amas denses de chromatine et certains noyaux semblaient pyknotiques. Les sinusoïdes sanguines étaient plus larges que le groupe T1. Les noyaux des cellules de

Kupffer semblaient pyknotiques et leur nombre augmentait par rapport aux traitements précédents (Fig. 1 I, J).

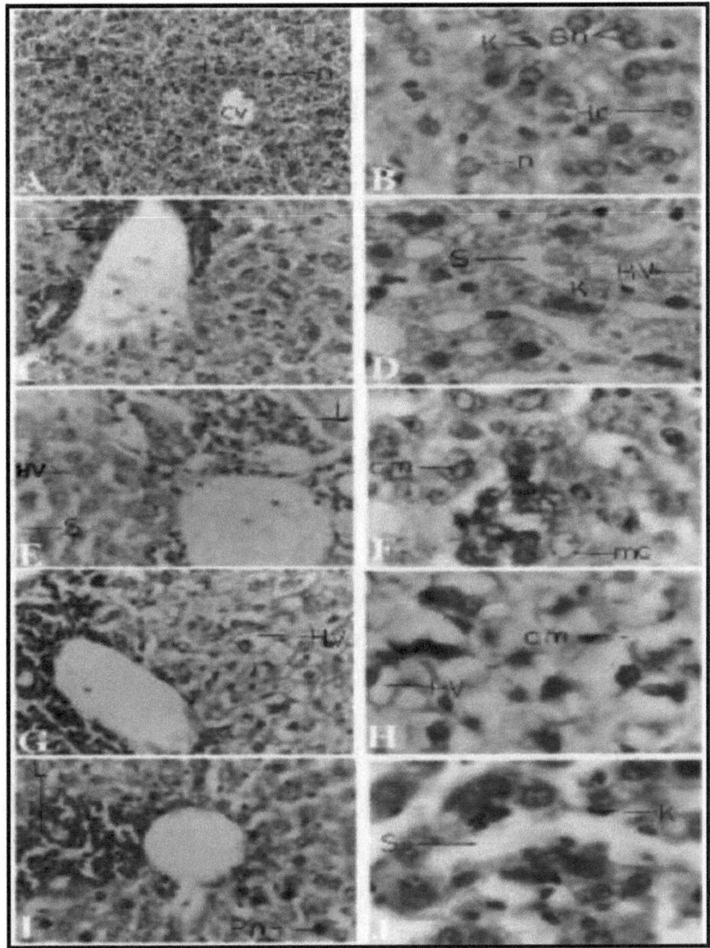

Figure 1. Micrographie lumineuse des coupes du foie. A,B Foie témoin avec veine centrale (CV) et hépatocytes environnants (HC), sinusoïdes (S) bordées de cellules de Kupffer (K). C,D Coupes de foie de groupe T1 traitées au piroxicam pendant une semaine avec des infiltrations cellulaires inflammatoires (L) autour de la veine hépatique, des sinusoïdes sanguines dilatées (S), des vacuolations hépatocytaires (HV) et des cellules de Kupffer proéminentes. Sections hépatiques du groupe E,F T2 traitées pendant 2 semaines, présentant des vacuolations hépatocytaires, des infiltrations cellulaires inflammatoires, des sinusoïdes dilatées. Dans le schéma de chromatine marginale (mc) à plus fort grossissement apparaissent certains hépatocytes et de la chromatine agglomérée (cm) dans d'autres. Les coupes hépatiques du groupe G,H T3 ont été traitées pendant 3 semaines avec une inflammation accrue et des vacuolisations. Les sections traitées par le groupe I,J T4 pendant 4 semaines présentent des cellules plus inflammatoires, quelques cellules pyknotiques (Pn), des sinusoïdes élargies et de nombreuses cellules Kupffer. Les sections ont été colorées avec de l'hématoxyline-éosine. Agrandissements, X400 (A,C,E,G&I) et X1000 (B,D,F,H&J).

Changements histologiques dans le tissu rénal :

La structure histologique normale du rein est illustrée par la figure 2. Des coupes de reins du groupe A, B. T1 sont apparues avec un léger rétrécissement des glomérules. (Fig. 2 C, D). Ce rétrécissement a augmenté dans le groupe T2 (Fig. 2 E, F). Cependant, dans les groupes T3 et T4, certains glomérules ont augmenté de taille, ce qui a entraîné l'oblitération des espaces urinaires (fig. 2 G,I). L'espace urinaire est apparu plus large dans les groupes T1 et T2 que dans le groupe témoin (fig. 2 A-F). Un léger oedème des cellules tubulaires est apparu dans le groupe T1 (fig. 2 D) et est devenu plus prononcé dans le groupe T3 (fig. 2 G). Les cellules tubulaires sont apparues gonflées par des granules cytoplasmiques roses grossiers, en particulier dans les cellules des tubules proximaux convolutés. Certaines sinusoïdes sanguines semblaient être remplies d'érythrocytes (Fig. 2 G).

Les capillaires de la plupart des glomérules des groupes T2 et T3 sont apparus plus ou moins congestionnés (Fig. 2 E, G). Quelques cellules tubulaires proximales convolutées étaient vacuolées et gonflées de granules acidophiles roses et les noyaux semblaient légèrement gonflés par rapport à la normale. Les lumens de ces tubules convolutés étaient oblitérés ou fortement réduits ; contenant quelques débris de moulages hyalins (Fig. 2 EH).

Des cellules inflammatoires ont été observées dans les espaces intertubulaires du groupe T3 (Fig. 2 G). Les érythrocytes avaient une structure déformée. De plus, les fibrocytes ont augmenté dans le tissu intertubulaire (Fig. 2 H). Le rein du groupe T4 présentait une infiltration cellulaire inflammatoire sévère (Fig. 2 J). En outre, les cellules mésangiales ont augmenté en nombre et en taille, et leurs noyaux sont apparus pyknotiques (Fig. 2 I, J). La plupart des cellules des tubules convolutés étaient fortement gonflées et leurs lumens étaient presque effacés. Les lumens de certains tubules semblaient contenir des restes du filtrat glomérulaire.

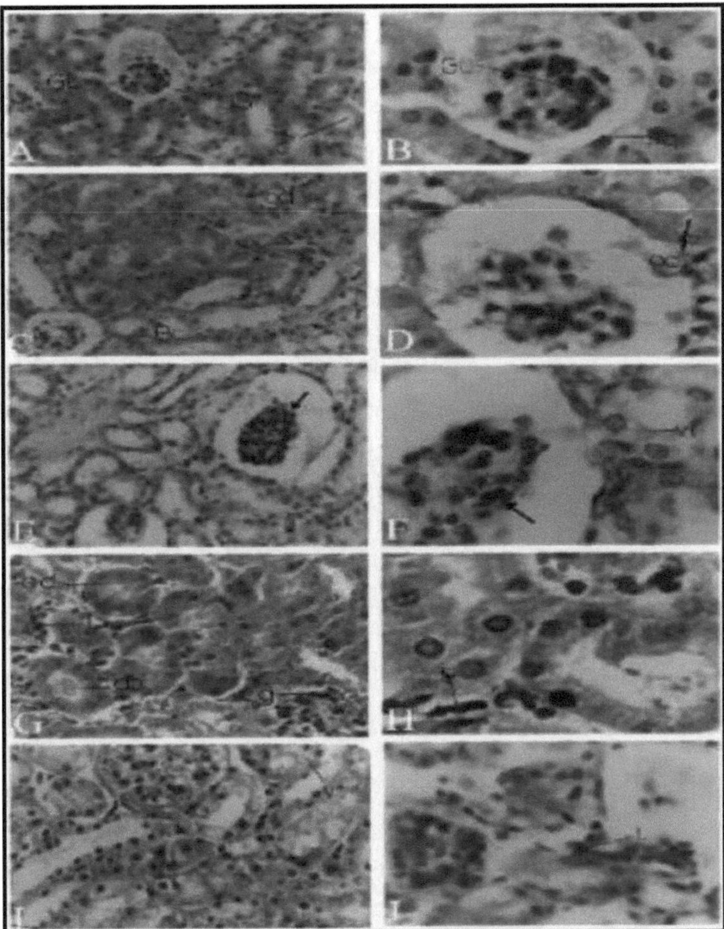

Figure 2. Micrographies lumineuses d'un rein. A,B Rein témoin avec capsule de Bowman avec épithélium pavimenteux périphérique (sq), glomérule (GL), espace urinaire (US) et tubules convolutés normaux (c). Rein du groupe C,D T1 traité au piroxicam pendant une semaine avec glomérules rétrécis, espace urinaire élargi de la capsule de Bowman et oedème (od). Rein du groupe E,F T2 traité pendant 2 semaines apparaissant avec des glomérules rétrécis (flèche), des tubules vacuolés et des noyaux des cellules mésangiales colorés en foncé et des vacuolations (vt) des tubules rénaux. Un rein du groupe G,H T3 traité pendant 3 semaines apparaît avec des glomérules congestionnés (cg), un oedème des tubules rénaux (od), une inflammation entre les tubules (L), des débris cellulaires à l'intérieur des tubules (db) et des fibroblastes (fr). Groupe I,J T4 traité pendant 4 semaines apparaissant avec des glomérules congestionnés, des tubules rénaux vacuolés (vt) et une infiltration cellulaire inflammatoire (L). Les sections ont été colorées avec H&E. Grossissements, X400 (A,C,E,G&I) et X1000 (B,D,F,H&J).

Changements histochimiques dans les tissus du foie et des reins :

Teneur en glycogène : Les coupes de foie témoins colorées par la méthode PAS sont présentées à la figure 3 A. Le groupe T1 a connu une légère diminution du glycogène dans certains hépatocytes. Le glycogène est apparu autour de la membrane cellulaire (figure 3 C). La déplétion du glycogène est devenue plus importante dans les cellules hépatiques des souris traitées pendant deux et trois semaines. En outre, le glycogène n'était pas distribué de manière homogène (Fig. 3 E, G). Les coupes de foie examinées après quatre semaines de traitement ont montré une diminution de la teneur en glycogène (Fig. 3 I) par rapport aux coupes de foie témoins (Fig. 3 A). La teneur en glycogène dans les sections de reins du groupe T1 semblait similaire à celle des sections de foie. Les tissus ont révélé une quantité réduite de glycogène cytoplasmique, avec une densité diminuée des membranes basales et des bords en brosse des tubules proximaux convolutés (Fig. 3 D). De plus, les glomérules étaient moins positifs que ceux du groupe témoin. Cependant, les glomérules du groupe T2 ont révélé une réaction PAS plus positive et une bordure en brosse intense des tubules proximaux convolutés (Fig. 3 F). Les coupes rénales des groupes T3 et T4 semblaient intensément positives à la réaction PAS avec un matériel positif de densité modérée à l'intérieur de la lumière des tubules rénaux (Fig. 3 H, J).

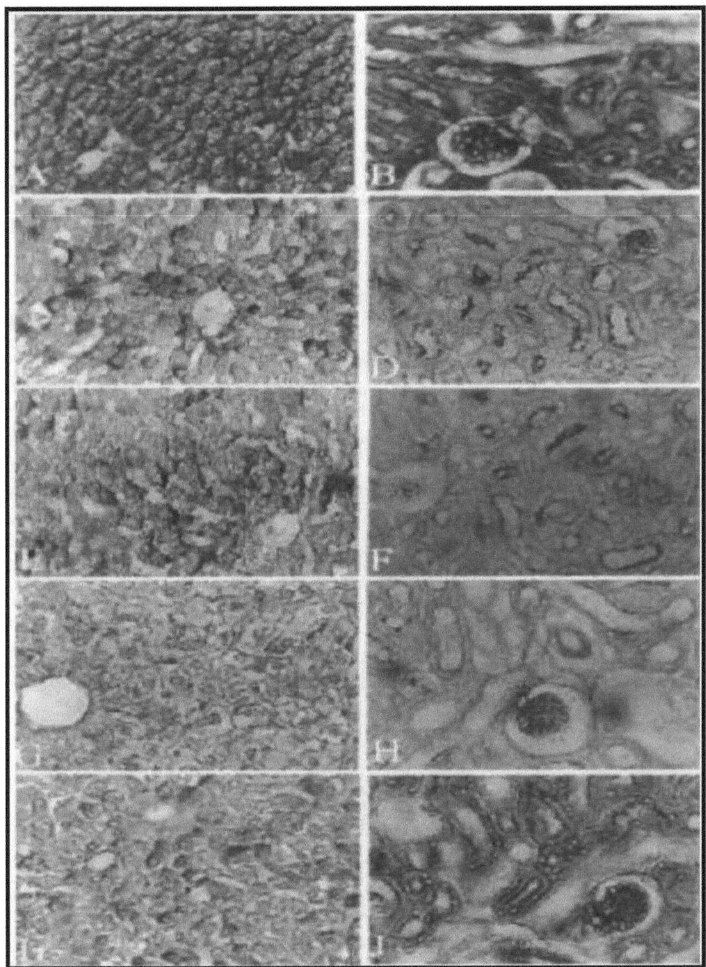

Figure 3. Micrographie en lumière des coupes du foie (A,C,E,G&I) et des reins (B,D,F,H&J) montrant la distribution du glycogène. Un foie de contrôle, le glycogène dans les hépatocytes avec une couleur rouge intense, les noyaux n'ont pas de taches. C Coupe de foie du groupe T1 avec une légère diminution du glycogène. E Groupe T2 avec une diminution apparente du glycogène. G Groupe T3 avec une forte diminution du glycogène. I Groupe T4 avec une nette diminution du glycogène. B Section de rein témoin avec un matériel PAS positif modéré dans le cytoplasme et les bords en brosse des tubules proximaux convolutés. Les glomérules étaient intensément positifs à la réaction au PAS. D,F,H&J sont les groupes T1,T2,T3&T4 respectivement avec une quantité réduite de matériel PAS positif dans les tubules et les glomérules. Les sections ont été colorées par la méthode de Schiff périodique. Agrandissements, X 400.

Protéines totales :

L'examen des coupes de foie et de rein du groupe témoin, colorées au bleu de bromophénol, a montré une teneur en protéines normale (Fig. 4 A, B). Les coupes de foie du groupe T1 ont montré une légère diminution de la teneur en protéines (Fig. 4 C). Les sections du groupe T2 ont montré que le cytoplasme contenait de nombreux granules de protéines colorés en bleu foncé (Fig. 4 E). Pour le groupe T3, la teneur en protéines a diminué de manière significative et le cytoplasme est apparu plus vacuolisé (Fig. 4 G). Dans les sections hépatiques du groupe T4, la teneur en protéines était modérément diminuée dans les hépatocytes (Fig. 4 I). Les protéines des tubules et glomérules rénaux témoins présentaient des granules bleus d'une densité homogène en raison d'une affinité positive pour la coloration au bleu de bromophénol
(Fig. 4 B). Dans tous les groupes traités, la teneur en protéines a légèrement diminué dans les tubules rénaux et les glomérules (Fig. 4 D, F, H et J).

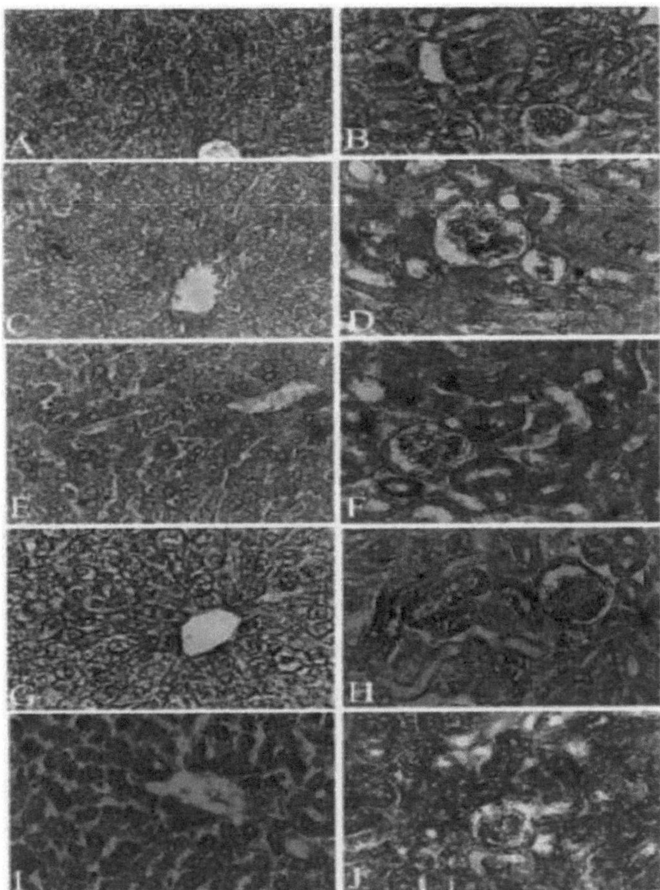

Figure 4. Micrographie lumineuse des sections du foie (A,C,E,G&I) et des reins (B,D,F,H,&J) montrant la teneur en protéines. Un foie témoin avec une quantité considérable d'éléments protéiques dans le cytoplasme des hépatocytes. Une coupe de foie du groupe C T1 avec une faible réponse à la réaction au bleu de bromophénol. E Groupe T2 avec une teneur en protéines réduite. G Groupe T3 avec une très faible quantité de protéines, bien que la coloration de la membrane plasmique ait augmenté. I Groupe T4 avec une quantité réduite de protéines. B Coupe de rein témoin avec des granules homogènes de couleur bleue dense comme affinité positive au bleu de bromophénol. D,F,H&J sont respectivement les groupes T1,T2,T3&T4 avec une teneur accrue en protéines. Les sections ont été colorées par la méthode du bleu de bromophénol. Agrandissements, X 400.

Acide désoxyribonucléique (ADN) :

Les coupes de foie du groupe T1, colorées par la méthode Fuelgen, ont montré une forte teneur en chromatine grossière dans les noyaux des hépatocytes ainsi que dans les noyaux des cellules Kupffer (Fig. 5 C). Les coupes de foie du groupe T2 présentaient une réduction modérée de la chromatine fine (Fig. 5 E) par rapport au groupe témoin (Fig. 5 A), mais plus que le groupe T1 (Fig. 5 C). En outre, les cellules de Kupffer semblaient densément colorées, tandis que les noyaux de la plupart des cellules inflammatoires étaient foncés (Fig. 5 E, G). Les coupes de foie du groupe T4 ont montré une augmentation des particules d'ADN colorées et des noyaux vacuolés. Les noyaux des cellules inflammatoires qui sont apparues près de la veine centrale étaient fortement colorés (Fig. 5 J). Les coupes de reins ont montré que certaines particules contenant de l'ADN apparaissaient dans les noyaux. Dans certaines cellules, ces particules étaient abondantes, densément colorées et dispersées dans le nucléoplasme, tandis que dans les autres cellules, elles apparaissaient en moins grand nombre, faiblement colorées, et étaient surtout observées à la périphérie du noyau. Dans d'autres cellules, les granules d'ADN étaient fixés aux nucléoles. Les groupes T1, T2 et T3 présentaient une chromatine grossièrement réduite dans les noyaux (Fig. 5 D, F, H) tandis que le groupe T4 présentait une légère augmentation des granules de chromatine (Fig. 5 J). Les noyaux des cellules mésangiales ont eu une réaction plus positive dans tous les groupes traités que ceux du groupe témoin (Fig. 5 B).

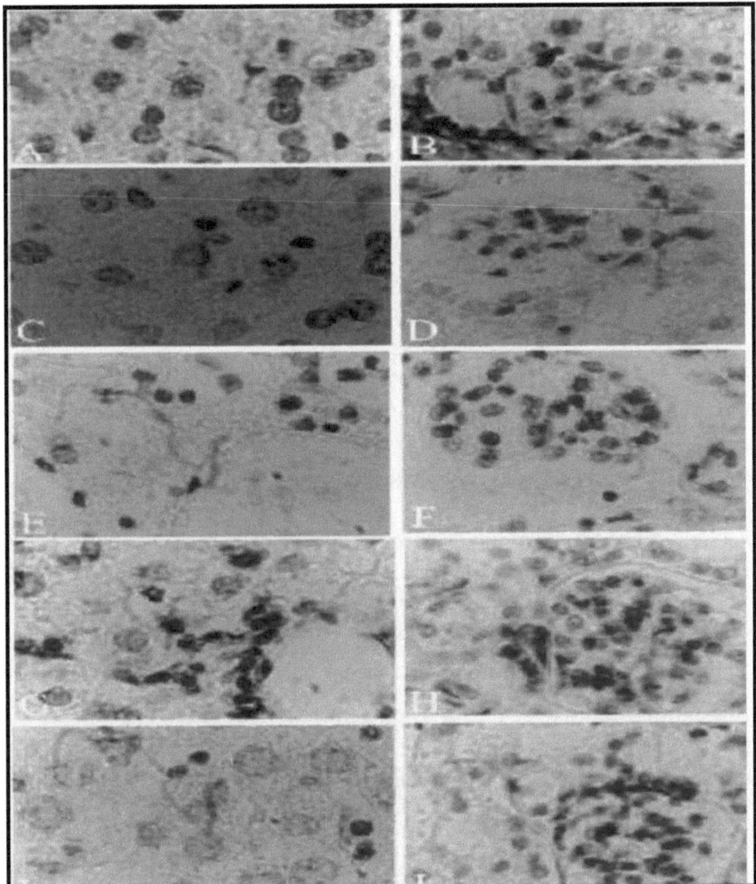

Figure 5. Micrographie lumineuse des sections du foie (A,C,E,G&I) et des reins (B,D,F,H&J) montrant le contenu en ADN. Un foie témoin avec des particules de couleur rouge pourpre dans le nucléoplasme des hépatocytes et des cellules de Kupffer. Une coupe de foie du groupe C T1 avec une chromatine grossière accrue. E Groupe T2 avec une réduction modérée de la chromatine grossière, des noyaux des cellules de Kupffer densément colorés et des cellules inflammatoires. G Groupe T3 avec une diminution de la teneur en ADN. I Groupe T4 avec une très faible quantité d'ADN dans les hépatocytes et des noyaux fortement colorés des cellules inflammatoires. B Section de rein témoin avec des particules d'ADN (chromatine) apparaissant comme une couleur rouge pourpre faible. D,F,H&J sont respectivement les groupes T1,T2,T3&T4 avec une diminution de la teneur en ADN dans les tubules tout en augmentant la coloration des cellules mésangiales. Les sections ont été colorées par la méthode Feulgen. Agrandissements, X 400.

2- <u>Résultats cytogénétiques</u>.

Les résultats obtenus sur les animaux traités et témoins à chaque étape de l'expérience ont été analysés statistiquement à l'aide du test de contingence 2 X 2.

La relation de réponse temporelle des aberrations structurelles totales a été déterminée par le coefficient de corrélation et de régression et la ligne de régression correspondante.

A-Aberrations chromosomiques :

i- Aberrations chromosomiques observées.

Les aberrations chromosomiques structurelles observées dans la présente étude se présentaient sous la forme de cassures de chromatides [délétions, cassures, fragments et lacunes, fusions centrées, atténuations centromériques, anneaux et associations bout à bout. Une cellule est considérée comme atténuée centromériquement lorsqu'elle contient au moins trois chromosomes avec une division centromérique (Fig. 6 A-G).

Les aberrations chromosomiques numériques observées se présentaient sous la forme d'endomitose (Fig. 6G) et de polyploïdie.

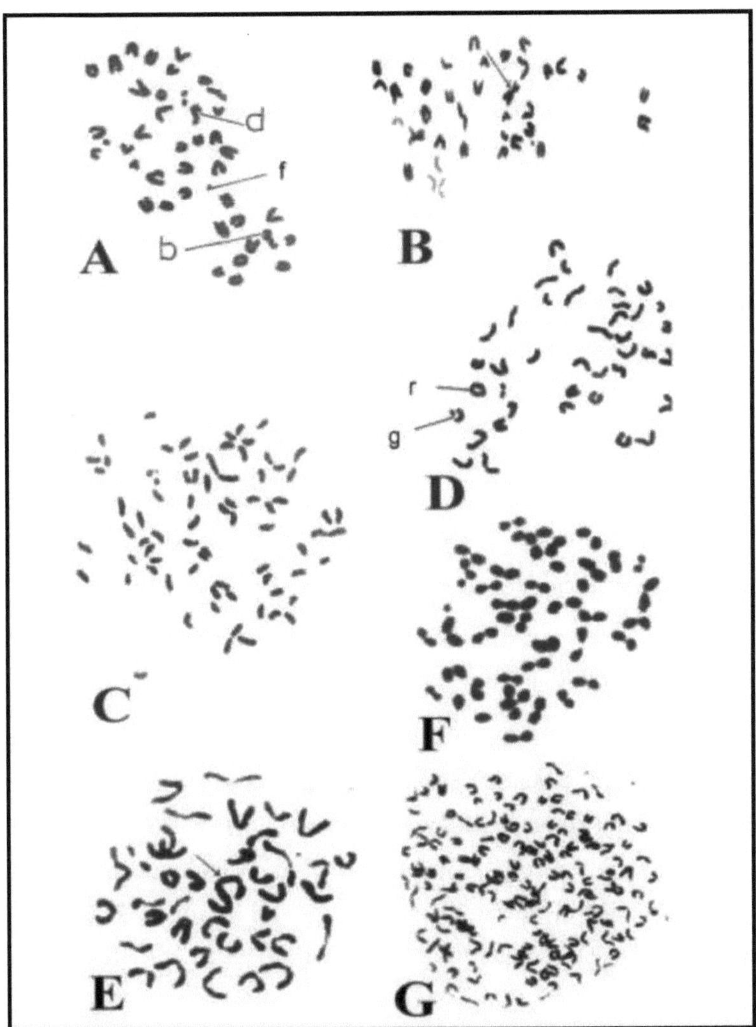

Figure 6. Une photomicrographie de la métaphase se propageant à partir de la moelle osseuse de la souris. (A) Rupture de chromatide (b) délétion terminale (d) et chromosome fragmenté (f). (B) Fusion centrale. (C) Atténuation centromérique. (D) Chromosomes en anneau (r) et lacune (g). (E) Association bout à bout (flèche). (F) Endomitose ; (G) Polyploïdie.

ii- Résultats expérimentaux

Le tableau (1) représente les données obtenues après un traitement quotidien au piroxicam (0,3 mg/kg) pendant une semaine. Une augmentation significative (à P<0,05) a été observée dans le nombre de ruptures de chormatides et d'associations de bout en bout. De même, le nombre total d'aberrations chromosomiques de structure a augmenté de manière significative (à P<0,005) dans le groupe traité par rapport au groupe témoin. Dans le groupe traité, l'augmentation du nombre d'aberrations chromosomiques numériques n'a pas atteint un niveau statistiquement significatif par rapport à celui du groupe de contrôle.

L'injection quotidienne des animaux pendant deux semaines a entraîné un nombre significatif de ruptures de chromatides (à P < 0,05) et d'aberrations structurelles totales (à P < 0,01). Là encore, aucune augmentation significative du nombre d'aberrations chromosomiques numériques n'a pu être détectée (tableau 2).

Dans le groupe d'animaux traités quotidiennement au piroxicam pendant trois semaines, une augmentation significative (à P < 0,01) du nombre de ruptures de chromatides et d'aberrations structurelles totales a été absente (tableau 3). Aucune différence significative n'a été enregistrée dans le nombre d'aberrations numériques entre le groupe traité et le groupe témoin.

Le tableau 4 présente les données obtenues après une injection quotidienne de piroxicam pendant quatre semaines. Le nombre de ruptures de chromatides a augmenté de manière significative (à P<0,01), tandis que l'augmentation du nombre d'associations bout à bout s'est avérée significative (à P<0,05). Cependant, l'augmentation du nombre total d'aberrations structurelles a atteint un niveau très significatif (à P<0,005). Aucune modification significative du nombre d'aberrations numériques n'a pu être détectée.

iii- Analyse de régression :

Une corrélation positive a été observée entre le nombre d'aberrations structurelles totales et l'augmentation de la durée du traitement (r = 0,642) (Fig. 7).

B- Indice mitotique :

Aucune modification significative des indices mitotiques n'a pu être détectée entre les groupes de contrôle et les différents groupes traités au piroxicam pour les différentes périodes de traitement utilisées dans la présente étude (tableau 5).

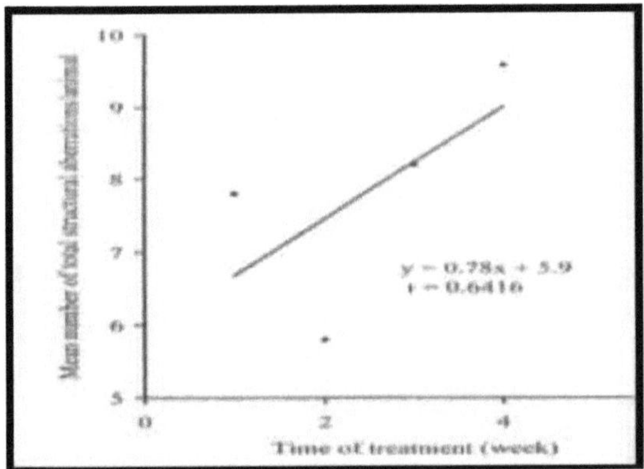

Figure 7. Le nombre total d'aberrations structurelles

Tableau (1) : Aberrations chromosomiques induites dans les cellules de moelle osseuse de souris après traitement par piroxicam (0,3 mg/kg) pendant une semaine.

Types d'aberrations	Animaux de contrôle négatifs				Animaux traités						
	I	II	III	Total (M±SD)	I	II	III	IV	V	Total (M ± SD)	X2
Rupture de chromatides	1	1	1	3 (1±0.0)	6	2	2	3	4	17 (3.40±1.67)	4.87 *
Fusion centrée	-	-	-	-	-	2	-	1	-	3 (0.60±0.89)	2.41
Atténuation centromérique	2	1	1	4 (1.33±0.57)	1	3	2	1	2	9 (1.80±0.84)	0.27
Chromosome annulaire	-	1	-	1 (0.33±0.58)	-	1	-	1	1	3 (0.60±0.55)	0.42
Une association de bout en bout	-	-	-	-	-	2	1	3	1	7 (1.40±1.14)	4.21*
Total des aberrations structurelles	3	3	2	8 (2.67±0.58)	7	10	5	9	8	39 (7.80±1.90)	10.17** *
Endomitose	-	-	-	-	-	3	-	-	-	3 (0.80±1.34)	2.41
Polyploïdie	-	-	-	-	-	1	-	-	-	1 (0.20±0.45)	0.60
Total des aberrations numériques	-	-	-	-	-	4	-	-	-	4 (0.80±1.79)	2.42

* Significatif à P <0,05M =   Moyenne

* Significatif à P <0,005SD   = écart-type

Tableau (2) : Aberrations chromosomiques induites dans les cellules de moelle osseuse de souris après un traitement au piroxicam (0,3 mg/kg) pendant deux semaines.

Types d'aberrations	Animaux de contrôle négatifs				Animaux traités						X2
	I	II	III	Total (M± SD)	I	II	III	IV	V	Total (M ± SD)	
Rupture de chromatides	-	1	1	2 (0.67±0.58)	4	3	4	3	2	13 (3.20±0.84)	3.88 †
Fusion centrée	1	-	-	1 (0.33±0.58)	2	1	1	2	1	7 (1.40±0.55)	2.14
Atténuation centromérique	2	1	-	3 (1.00±1.00)	-	-	1	1	-	2 (0.40±0.55)	1.09
Chromosome annulaire	-	-	-	-	-	1	2	-	2	5 (1.00±1.00)	3.01
Une association de bout en bout	-	-	-	-	2	-	-	-	-	2 (0.40±0.55)	1.21
Total des aberrations structurelles	3	2	1	6 (2.00±1.00)	8	5	5	6	5	29 (5.80±1.30)	6.74 ‡
Endomitose	-	1	-	1 (0.33±0.58)	1	-	1	-	-	2 (0.40±0.55)	0.02
Polyploïdie	-	-	-	-	-	1	1	1	-	3 (0.60±0.55)	2.41
Total des aberrations numériques	-	1	-	1 (0.33±0.58)	1	1	2	1	-	5 (1.00±1.00)	1.121

† Significatif à P<0,05   M = Moyenne
* Significatif à P<0,01   SD = écart-type

39

Tableau (3) : Aberrations chromosomiques induites dans les cellules de moelle osseuse de souris après un traitement au piroxicam (0,3 mg/kg) pendant trois semaines.

Types d'aberrations	Animaux de contrôle négatifs				Animaux traités						X2
	I	II	III	Total (M± SD)	I	II	III	IV	V	Total (M ± SD)	
Rupture de chromatides	1	-	1	2 (0.67±0.58)	2	3	3	4	4	16 (3.20±0.84)	5.59**
Fusion centrée	2	2	1	5 (1.67±0.58)	3	2	1	1	3	10 (2.00±1.00)	0.11
Atténuation centromérique	3	-	1	4 (1.33±0.58)	-	2	-	-	3	5 (1.00±1.00)	0.18
Chromosome annulaire	1	-	-	1 (0.33±0.58)	-	3	2	1	-	6 (1.20±1.30)	1.62
Une association de bout en bout	-	-	-	-	-	2	1	1	-	4 (0.80±0.84)	2.42
Total des aberrations structurelles	7	2	3	12 (4.00±2.65)	5	12	7	7	10	41 (8.20±2.77)	5.79**
Endomitose	-	-	-	-	-	-	-	-	-	-	
Polyploïdie	-	1	-	1 (0.33±0.58)	-	-	1	-	-	1 (0.20±0.45)	0.13
Total des aberrations numériques	-	1	-	1 (0.33±0.58)	-	-	1	-	-	1 (0.20±0.45)	0.13

* Significatif à P < 0,01M =   Moyenne

SD = écart-type

Tableau (4) : Aberrations chromosomiques induites dans les cellules de moelle osseuse de souris après un traitement au piroxicam (0,3 mg/kg) pendant quatre semaines.

Types d'aberrations	Animaux de contrôle négatifs				Animaux traités						X2
	I	II	III	Total (M± SD)	I	II	III	IV	V	Total (M ± SD)	
Rupture de chromatides	1	1	1	3 (1.00±1.00)	6	2	5	4	4	21 (4.20±1.48)	6.81 §
Fusion centrée	1	-	-	1 (0.33±0.38)	1	2	1	2	1	7 (1.40±1.14)	2.14
Atténuation centromérique	1	1	2	4 (1.33±0.58)	1	2	-	4	1	8 (1.60±1.52)	0.10
Chromosome annulaire	-	1	-	1 (0.33±0.58)	-	-	1	2	1	4 (0.80±1.84)	0.67
Une association de bout en bout	-	-	-	-	2	1	-	3	2	8 (1.60±1.52)	4.90 **
Total des aberrations structurelles	3	3	3	9 (3.00±0.00)	10	7	7	15	9	48 (9.60±3.29)	13.39 ††
Endomitose	-	-	-	-	-	-	-	-	-	-	-
Polyploïdie	-	-	-	-	1	-	-	-	1	2 (1.40±0.55)	1.21
Total des aberrations numériques	-	-	-	-	1	-	-	-	1	2 (0.40±0.55)	1.21

§ Significatif à p<0,01SD

** Significatif à p<0,05M =

†† Significatif à p<0,005

= écart-type

Moyenne

Tableau (5) : Effet du traitement au pitoxicam (0,3 mg/kg) sur l'indice mitotique des cellules de moelle osseuse de souris

Durée du traitement (semaines)	Nombre de cellules en division/1000 cellules/animal										
	Animaux de contrôle négatifs				Animaux traités						
	I	II	III	M± SD	I	II	III	IV	V	M ± SD	X2
Un	19	21	20	20.00±1.00	23	22	22	20	21	21.60±1.14	0.23
Deux	25	23	19	22.33±3.06	23	23	23	22	27	23.60±1.95	0.33
Trois	16	18	19	17.67±1.53	22	19	24	20	21	21.20±1.92	1.21
Quatre	17	21	25	21.00±4.00	23	23	22	20	20	21.60±1.52	0.34

M = moyenne

SD = écart-type

VI- DISCUSSION

L'anti-inflammatoire non stéroïdien (AINS) Piroxicam (Feldene) a été étudié pour sa capacité à induire des aberrations chromosomiques et des changements dans l'activité mitotique des cellules de moelle osseuse de souris. En outre, les changements histologiques induits dans le foie et les reins des souris, après traitement au piroxicam, ont également été étudiés. Le piroxicam a été administré quotidiennement en une seule injection intrapéritonéale à une dose de 0,3 mg/kg/jour (dose clinique) pendant quatre semaines. Des groupes d'animaux ont été sacrifiés une, deux, trois et quatre semaines après le traitement.

1- Histopathologie

L'effet du piroxicam, un anti-inflammatoire non stéroïdien (AINS), sur le foie des souris au cours de la présente étude dépend du temps, car il a provoqué de légers effets au bout d'une semaine, les effets étant accrus en cas d'administration prolongée de la dose. Le médicament a induit une rétention d'eau suivie d'une vacuolisation des hépatocytes, d'une légère dilatation des sinusoïdes sanguines et de l'apparition d'une infiltration cellulaire inflammatoire. La rétention d'eau dans les hépatocytes a entraîné un œdème qui peut être dû à la réduction de l'énergie nécessaire à la régulation de la concentration d'ions dans les cellules, ce qui peut être en accord avec *Yukiko et al. (1977)*. En général, les AINS sont bien connus pour induire des lésions hépatiques (*Wax et al., 1970 ; Hargus et al., 1994 ; Mohamed et Steitia,*

1995).

Zhang et Wang (1984) et *El-Banhawy et al. (1993) ont* suggéré que la vaculation cytoplasmique est principalement la conséquence de perturbations considérables des inclusions lipidiques et du métabolisme des graisses survenant dans des cas pathologiques. En outre, la dégénérescence vacuolaire a été considérée par *Durham et al. (1990)* comme un certain dispositif produit dans des conditions pathologiques pour recueillir les substances nocives dans les cellules.

La vaculation du cytoplasme des cellules hépatiques au cours de la présente étude est apparue d'abord dans les hépatocytes de la zone périphérique des lobules hépatiques, s'étendant progressivement vers son centre. Cela peut être dû à la direction de l'apport sanguin des lobules. Les ramifications de la veine porte hépatique et de l'artère hépatique (dans le canal porte) donnent leur sang aux sinusoïdes lobulaires. Les heptocytes à la périphérie lobulaire sont d'abord soumis à une forte concentration de médicament, puis la concentration de médicament diminue progressivement vers le centre. Ainsi, au début, les hépatocytes périphériques sont plus touchés et l'effet peut être moindre dans la zone labiale moyenne et moindre dans les zones centrales. D'autres chercheurs ont remarqué des vides et des lésions des cellules hépatiques de mammifères après traitement avec différents agents tels que les rodenticides *(El-Banhawy et al., 1993)*, *l'*amphétamine *(Elewa, 1995), les* antibiotiques *(Elewa, 1996)* et pendant une infection à Eimerian *(Amer et al., 1998)*.

Les résultats actuels montrent également une remarquable infiltration cellulaire dans le tissu hépatique. Ceci soutient *El-Banhawy et ses collègues (1993)* qui ont suggéré que l'abondance de leucocytes, en général, et de lymphocytes en particulier, est une réponse importante des tissus corporels face à tout impact préjudiciable. *Miura et ses collaborateurs (1991) ont* rapporté que l'administration sous-cutanée de l'AINS "indométhacine" a provoqué des ulcères intestinaux et une accumulation de leucocytes dans les veinules sous-muqueuses 5 et 12 heures après l'administration du médicament, et que *McCafferty et ses collaborateurs (1995)* ont suggéré que l'élévation des leucocytes et l'adhérence à l'endothélium vasculaire jouaient un rôle important dans la pathogenèse des lésions gastriques expérimentales associées aux AINS. Ce point de vue a été soutenu par *Morise et al. (1998)* qui ont suggéré que l'interaction des cellules neutrophiles polymorphonucléaires leucocytes-endothéliales joue un rôle critique dans la physiopathologie de la gastropathie induite par les AINS.

Après quatre semaines de traitement, on a constaté que les hépatocytes étaient devenus à peu près normaux. Cela indique le début d'une phase curative. Cela peut être dû à la capacité hautement régulatrice des cellules hépatiques et à l'adptation au médicament. Un autre chercheur a également fait état d'une adaptation des tissus à la lésion produite par les AINS *(Skeljo et al., 1996* et *Ibrahim, 1999).*

Dans la présente étude, les cellules de Kupffer ont été augmentées en nombre chez les souris traitées. Ceci est en accord avec *Henell et al. (1983).*

Les auteurs ont indiqué que l'augmentation du nombre de cellules Kupffer pourrait être attribuée à l'augmentation des substances étrangères (par exemple les cellules nécrotiques et les médicaments métaboliques) qui devraient être éliminées par phagocytose.

Les modifications pathologiques du foie pourraient, selon notre explication, entraîner une altération des fonctions hépatiques. Ce dernier, à son tour, interfère avec la sécrétion de protéines plasmatiques et de plusieurs facteurs de coagulation. Ces derniers diminuent la pression osmotique du sang, ce qui entraîne une diminution du drainage des liquides tissulaires, expliquant l'œdème et la congestion observés dans les différents tissus.

On sait maintenant que le piroxicam est l'un des anti-inflammatoires non stéroïdiens (AINS) les plus populaires, utilisé pour le traitement de différents cas d'inflammations et de troubles rhumatismaux qui durent longtemps. L'utilisation du piroxicam dans la présente étude a révélé différents changements histopathologiques dans les tissus rénaux. Cependant, les déficiences glomérulaires étaient la principale caractéristique de striction dans le piroxicam reçu par les reins. Les modifications du constituant glomérulaire se sont produites de manière progressive. Au début, les glomérules ont rétréci après une semaine d'administration de piroxicam et ce changement est devenu plus évident après deux semaines de traitement. Ce tableau est en contradiction avec celui de *El-Banhawy et al. (1994)* qui ont rapporté que l'injection de la dose thérapeutique à des souris pendant deux semaines induisait une hypertrophie des glomérules. L'atrophie du tissu glomérulaire de la présente étude peut être discutée du point de vue physiologique. Le rein est le principal organe d'excrétion de l'organisme, de sorte que l'élévation de la concentration de médicament dans le sang doit faire face à une constriction capillaire pour diminuer le filtrat glomérulaire contenant le médicament afin de minimiser son effet et de protéger les cellules tubulaires. En même temps, les processus des cellules mésangiales peuvent être rétractés en raison de la contraction de leurs filaments (filaments semblables à la myosine) qui peuvent être stimulés par l'angiotensine II présente dans ces cellules *(Stevens et Lowe, 1997)*.

On a remarqué que la période prolongée d'administration du médicament (3 semaines) a induit une légère hypertrophie des glomérules et un rétrécissement de l'espace urinaire. L'hypertrophie des glomérules peut être due à la prolifération des cellules mésangiales, qui sécrètent une matrice plus mésangiale. Après quatre semaines, la prolifération des cellules mésangiales a augmenté et les capillaires sanguins sont apparus ingérés par des globules rouges et l'espace urinaire a été complètement effacé. Cette constatation peut être en accord avec l'effet de l'injection d'endométhacine pendant 3 semaines *(El-Banhawy et al., 1994)*. La cellularité mésangiale accrue peut augmenter sa fonction phagocytaire pour éliminer une partie du médicament du sang circulant, et aussi sécréter plus d'angiotensine II pour resserrer les capillaires glomérulaires, ralentissant le flux sanguin pour diminuer le filtrat glomérulaire, de sorte qu'une quantité minimale du médicament/unité de temps atteigne la lumière tubulaire avec le filtrat glomérulaire et dans les capillaires sanguins entourant ces tubules.

Après une semaine de traitement, la plupart des cellules de la couche pariétale des glomérules semblaient normales, tandis que chez quelques glomérules, cette couche pariétale présentait quelques signes de destruction. Cependant, après deux semaines de traitement, les noyaux de la plupart des cellules pariétales étaient hypertrophiés avec peu de granules de chromatine et les noyaux étaient entourés d'un fin cytoplasme rose pâle. Dans le $3^{\text{ème}}$ et $4^{\text{ème}}$ groupe, la plupart de ces cellules se sont hypertrophiées et sont apparues en forme de colonne avec un cytoplasme coloré de granules rose foncé, ces cellules sont également apparues pour la plupart séparées les unes des autres, ce qui peut indiquer un processus de gonflement trouble. *El-Banhawy et al. (1994) ont* rapporté que ces cellules étaient nettement gonflées et se renflaient dans les espaces urinaires. La prolifération des cellules mésangiales entraîne une augmentation de la quantité de la matrice mésangiale et de la sécrétion d'angiotensine II. L'augmentation de la matrice mésangiale comprime les capillaires glomérulaires tandis que l'augmentation de l'angiotensine II produit une plus grande constriction de ces capillaires. Ainsi, la quantité de sang atteignant les glomérules est réduite, ce qui entraîne une diminution de la quantité d'oxygène vers le néphron et les différents segments tubulaires. En conséquence de ce cas, les tubules proximaux convolutés présentent des changements dégénératifs précoces, ce qui était clair dans la présente étude après la première semaine de traitement. Cela peut être principalement attribué à une oxygénation insuffisante, à l'effet du piroxicam ou aux deux. Les cellules individuelles sont gonflées d'eau. Cela peut être dû à une excrétion inadéquate de l'eau dans l'interstitium. Apparemment, cela peut être dû à la défaillance de la pompe à ATPase Na+/ K+ au niveau des parois latérales des cellules. Ceci est conforme aux conclusions de *Yukiko et al. (1977)*. L'œdème des cellules des tubules proximaux convolutés ; a conduit à leur dysfonctionnement

Les lésions tubulaires observées dans les présentes expériences ont été accompagnées d'une invasion de cellules inflammatoires dans les tissus intertubulaires dans le cadre d'un essai de lutte. Certains de ces stress externes sont apparemment à l'origine de ces lésions tubulaires.

Dans la présente étude, les différents segments de la boucle de Henel ont été moins affectés par la dose de piroxicam, ce qui pourrait suggérer que la principale cible de ce médicament est les tubules alambiqués et collecteurs. Des résultats similaires ont été présentés par *El-Banhawy et al. (1994)*. Ces auteurs ont déclaré que la lésion qui s'était produite dans les tissus

de la moelle épinière due à l'application d'indométhacine n'étaient pas aussi sévères que celles observées dans le cortex rénal des mêmes spécimens. *El-Banhawy et al. (1994) ont* reproché que les microvillosités de la bordure apicale des brosses étaient sensiblement gonflées et augmentées en taille, sauf dans les zones focales où elles étaient manifestement dégénérées, voire complètement supprimées, de sorte qu'un contenu cellulaire abondant s'était échappé ou s'était extrudé dans la lumière de ces tubules pour former les débris tubulaires ou les moulages hyalins.

Cela peut concorder avec l'image des cellules des tubules proximaux convolutés au cours de la présente étude dans les coupes d'hématoxyline et d'éosine qui ont montré le gonflement et l'œdème de ces cellules, qui entraînent le gonflement et la rétraction de la plupart des microvillosités et la destruction d'autres. Cela peut être dû à une diminution du processus de réabsorption du filtrat glomérulaire pour contrer la toxicité du médicament. Les résultats actuels sont complétés par ceux de *Jacson et Larvrence (1978)* qui ont découvert que le traitement à l'indométhacine ou à la phénylbutazone provoquait une nécrose papillaire, une dégradation tubulaire ainsi qu'une infiltration cellulaire inflammatoire. En outre, *Abrahams et Levinson (1970) ont* signalé l'apparition de lésions dans la cellule tapissant les tubules collecteurs du rein de rats ayant reçu des quantités excessives d'un mélange analgésique d'asprine, de phénacétine et de caffine. En outre, *El-Banhawy et al. (1992) ont* observé des lésions frappantes dans les cellules et les tissus rénaux chez des rats traités avec le narcotique analgésique flunitrazépam.

De nombreuses recherches ont fait état d'une alternance marquée de la structure fine du composant cellulaire des tubules proximaux convolutés (en particulier la dégénérescence des microvillosités d'autres bordures de brosse) dans leurs inspections des reins de mammifères à la suite du traitement avec différentes substances toxiques *(Wachstein et Basen, 1964).Trump et Bulger, 1986 ; Reimer et al, 1966 ; Corrier et Adams, 1977 ; Tawfic, 1968 ; El-Banhawy et autres, 1989* et *Al-Thoni, 1993).*

2-<u>Etude</u> cytogénétique :

Dans la présente étude, une augmentation des aberrations chromosomiques structurelles a été observée dans les quatre groupes d'animaux sacrifiés après les différentes périodes de traitement utilisées (une, deux, trois et quatre semaines). Les aberrations chromosomiques significatives observées étaient principalement sous la forme de cassures de chromatides (délétion, fente, rupture et fragments).

Les dommages causés aux chromosomes après le stade G_i du cycle cellulaire ne provoquent que des lésions des chromatides, et entraînent une rupture des chromatides *(Stevenson et al., 1971)*. Il est donc possible de conclure que le piroxicam exerce son effet clastogène après le stade G1 du cycle cellulaire.

Le nombre de cellules présentant des associations bout à bout n'a augmenté de manière significative que dans les deux groupes traités pendant une et quatre semaines. Par conséquent, ce type d'aberration après quatre semaines de traitement comme indicateur de l'effet cumulatif du piroxicam.

Là encore, dans les deux groupes traités pendant une et quatre semaines seulement, le nombre de cellules dont les chromosomes sont atténués par voie centromérique a légèrement augmenté par rapport au niveau de contrôle. Cette légère augmentation n'a pas atteint un niveau statistiquement significatif. L'atténuation centromérique, par exemple la scission du controme sans mitose, peut constituer un stade précoce de l'endomitose, auquel cas elle donne lieu à une polyploïdie *(De Hondet et al., 1983)*. Dans la présente étude, la polyploïdie était rare, l'atténuation centromérique est donc très probablement une expérience de cytotoxicité non spécifique. *Dolara et al. (1994) ont* décrit le même phénomène de séparation des chromatides sous le nom de "séparation centromérique non synchrone" et ont conclu que les perturbations des filaments du fuseau sont susceptibles d'être la cause de la perturbation de l'appareil centromé lors de la mitose, qui se manifeste par une séparation des chromatides. La légère augmentation non significative des cellules atténuées centromériquement observée dans le présent travail peut conduire à la conclusion que le piroxicam n'a aucun effet sur l'appareil fusiforme. La perturbation de l'appareil à fuseau est un mécanisme suggéré pour la polyploïdie. Le nombre rare de cellules polyploïdes observées dans la présente étude peut soutenir la conclusion de non-interaction entre le piroxicam et l'appareil fusiforme.

Les résultats du présent travail ont montré que le nombre d'aberrations/cellules ne dépassait pas une aberration/cellule et que la fréquence des cellules aberrantes était de 15,6%, 11,6%, 16,4% et 19,2% dans les groupes traités respectivement pendant une, deux, trois et quatre semaines.

L'analyse de régression a indiqué une corrélation positive entre le nombre d'aberrations chromosomiques structurelles et l'augmentation des périodes de traitement (r=0,642). Cependant, l'augmentation observée du nombre de cellules aberrantes avec l'augmentation de la période de traitement peut être attribuée à l'accumulation des cellules légèrement endommagées plutôt qu'à l'effet de l'accumulation du piroxicam lui-même. *Hobbs (1980) a* rapporté que le piroxicam ne s'accumule pas lors d'une utilisation à long terme.

À notre connaissance, sur la base de plusieurs enquêtes informatiques, seules deux études concernant l'effet génotoxique du piroxicam ont pu être trouvées. *Kullich et Klein (1986)* et *Kullich et al.*

(1990) ont indiqué que les examens cytogénétiques effectués avant et après l'application thérapeutique du piroxicam pendant deux semaines n'ont révélé aucune modification des taux d'échange de chromatides soeurs (ECS). En outre, la fréquence des ECS a été déterminée dans les lymphocytes humains *in vitro* et *in vivo* après 14 jours de traitement. *Kullich et al. (1990)* ont rapporté qu'aucun changement significatif des niveaux d'ECS n'a pu être détecté ni in *vitro* ni *in vivo*. L'augmentation significative des casses chromosomiques observée dans la présente étude après un traitement avec la dose thérapeutique de piroxicam (0,3 mg/kg) pendant une, deux, trois et quatre semaines pourrait étayer davantage la conclusion précédemment rapportée selon laquelle le mécanisme de formation des ECS est différent de celui des aberrations chromosomiques et que les ECS ne représentent qu'une partie des dommages totaux causés à l'ADN *(Wolff et al., 1977* et *Huja et al., 1982)*

Aucun changement significatif des indices mitotiques n'a pu être détecté dans les différents groupes traités au piroxicam par rapport à leurs groupes témoins comparables. Ces résultats peuvent indiquer que le piroxicam n'a pas interagi avec l'appât du fuseau. L'anémie aplastique fœtale *(Lee et al., 1982),* la leucopénie *(Rahman et al., 1979)* et la réduction du nombre de granuolocytes polyphonucléaires *(Montecucco et al., 1989)* n'ont été enregistrées qu'après une utilisation à long terme du piroxicam pendant trois ans.

Il ressort clairement de la présente étude que le piroxicam a des effets toxiques drastiques sur les tissus des reins et du foie, comme le montrent les changements histopathologiques observés. Les modifications cytogénétiques enregistrées au cours de la présente étude peuvent indiquer le potentiel clastogène du piroxicam. Cela signifie que les AINS, en particulier le piroxicam, doivent être utilisés sous un contrôle médical strict, et que ces effets secondaires graves doivent être pris en compte et pris en considération lors de l'utilisation du prioxicam dans les traitements.

VIII- RÉFÉRENCES

Abrahams, C. et Levinson, E. (1970) : Ultrastructure de la papille rénale dans la néphrite analgésique induite expérimentalement chez le rat. S. Afr. Med. H., 44 (3) : 63-65.

Adam, H. et Caihak, G. (1964) : Large zoological parktikum tell. Méthodes de travail de l'anatomie macroscopique et microscopique Avec 283 illustrations Gustav. Fischer Verlag Stuttgart.

Adams, D.H., Howie, A.J., Michael, J., Meconkey, B., Bacon, P.A. et Adu, D. (1986) : Anti-inflammatoires non stéroïdiens et insuffisance rénale. Lancet, (8472) : 57- 60.

Aguwa, C.N.J. (1985) : Incidence des ulcères gastriques par l'indométhacine et le piroxicam chez les rats. Arch. Toxicol, 56 : 212-13.

Al-Thani, A.S. (1993) : Les effets secondaires du chloram-phénicol sur certains aspects histologiques, histochimiques et ultra-structurés du foie et des reins du rat blanc Thèse de doctorat, Faculté des sciences, Université Ain Shams, Le Caire, Égypte.

Amer, M.A. ; Elewa, F.H. ; El-Shershaby, A.M. and Abdel-Azia, A.M. (1998) : Histopathological and histochemical effects of eimerian infection on the host tissues : liver of rabbit. Égypte. J. Zool, 31 : 1-43.

Bender, M.A. ; Caston-Griggs, H. et Bedford, J.S. (1974) : Mécanisme de production des aberrations chromosomiques III : Produits chimiques et rayonnements ionisants. Mut. Res., 23 : 197- 212.

Bertram, G. et Katzung, M.D. (1998) : Basic and clinical pharmacology, [7e] édition, A Simon and Schuster Company, pp. 578- 603.

Biqrnstad, H. et Vik, G. (1986) : Purpura thrompocytopénique associé au piroxicam. Br. J. Clin. Pract., 40-42.

Brogden, R.N. ; Hell, R.C. ; Speight, T.M. et Avery, G.S. (1984) : Piroxicam A revalorisation of its pharmacology and therapeutic efficacy. Drugs, 28 : 292.

Burn, S.G.W. (1972) : The Science of Genetics ; An Introduction to Heredity, MacMillan, New York, p. 211.

Callaghan, O.C. ; Andrew, P.A. et Ogg, C.S. (1994) : Maladie rénale et utilisation d'anti-inflammatoires non stéroïdiens topiques. Br. Med. J., 308 : 110-11.

Carty, T.J. ; Stevens, J.S. ; Lombardino, J.G. ; Parry, M.J. ; et Randall, M.J. (1980) : Le piroxicam est un composé anti-inflammatoire de structure nouvelle. Mode de synthèse et d'inhibition des prostaglandines. Prostaglandines, 19(5) : 671-82.

Clive, D.M. et Staff, J.S. (1984) : Syndromes rénaux associés aux anti-inflammatoires non stéroïdiens. N. Engl. J. Med., 310 : 563-72.

Cooke, J.D. et Scudamore, R.A. (1989) : Études sur la pathogénèse de l'arithrite rhumatoïde. Br. J. Rheumatol, 28 : 243.

Corrire, E.D. et Admas, G.L. (1977) : Lésions ultra-structurelles chez les chèvres ayant reçu une dose létale de diproprionate d'imidocarl. Am. J. Vet. Res., 38(2) : 217- 23.

Cryer, B. et Feldman, M. (1992) : Effets des médicaments anti-inflammatoires non stéroïdiens : prostaglandine gastro-intestinale endogène et traitement des dommages induits par les médicaments anti-inflammatoires non stéroïdiens. Arch. Intl. Med., 152 : 1145- 55.

De Handte, H.A. ; Fahmy, A.M. et Abdelbaset, S.A. (1983) : Études chromosomiques et biochimiques sur l'effet de l'extrait de Kat sur les rats de laboratoire. Degeberakuzatuib et lysosomes phagocytés par des lysosomes de cellules Kupffer. Laboratoire. Invest. 48. 556-64.

Dolara, P. ; Toricelli, F. et Antonelli, W. (1994) : Effets cytogénétiques sur les lymphocytes humains d'un mélange de quinze pesticides couramment utilisés en Italie. Mut. Res., 325 : 47-51.

Dunn, M.J. (1984) : Anti-inflammatoires non stéroïdiens et fonction rénale. Am. R. Med., 35 : 411- 28.

Durham, S.K. ; Brouwer, A et Barelds, R.J. (1990) : Comparaison des lésions hépatiques induites par les endotoxines chez des rats jeunes et âgés. J. Pathol, 162 : 341- 49.

El-Banhawy, M.A. ; Ilham, I.S. ; Mohamed, A.S. et Ramadan, A.R. (1994) : Les effets toxiques du médicament anti-inflammatoire (Indométhacine) sur les tissus rénaux de la souris. J. Égypte. Ger. Zool, 14(C) : 177- 201.

El-Banhawy, M.A. ; Maguid, H.M. et El-Akkad, M.M. (1989) : Examen ultra-structurel du rein de rats albinos traités au chlorhydrate de kétamino (Ketalar). Zag. Univ. Med. J., 11(3) : 127-36.

El-Banhawy, M.A. ; Mohallal, E.M. ; Hamdy, M.H. et Attia, T.N.N.

(1992) : Les effets toxiques du narcotique (flunitrazépam) sur les tissus des reins de rats. Zag. J. Med. Physiol, 1(3) : 233-39.

El-Banhawy, M.A. ; Sanad, S.M. ; Sakr, S.A ; El-Elaimy, I.A. et Mahran, H.A. (1993) : Études histopathologiques sur l'effet du rodenticide anticoagulant "Brodifacoum" sur le foie du rat. J. Égypte. Ger. Soc. Zool, 12(C) : 185- 227.

Elewa, F.H. (1995) : Les études histochimiques des effets des le sulfate de dexamphétamine sur le foie des mammifères. Égypte. J. Histol. 18 (1) : 235-47.

Elewa, F.H. (1996) : altérations histopathologiques induites par les antibiotiques dans les tissus hépatiques et nerveux de la souris. J. Égypte. Ger. Soc. Zool, 21(C) : 29-52.

Evans, H.J. et Scott, D. (1969) : L'induction d'aberrations chromosomiques par la moutarde azotée et sa dépendance à la synthèse de l'ADN. Proc. Roy. Soc. 173 : 491- 512.

Fowler, R.N. et Arnold, K.G. (1983) : Agents analgésiques et anti-inflammatoires non stéroïdiens. Frère Med. J., 287 : 835.

Goodwin, J. (1980) : Régulation de la réponse immunitaire par la prostoglandèse. Clin. Immunol. 15 : 105.

Hargus, S.J. ; Martin, B.M. ; George, J.W. et Pohl, L.R. (1995) : Modification covalente de la dipeptidyl peptidase IV (CD 26) du foie de rat par le diclofénac, un anti-inflammatoire non stéroïdien. Chimie. Res. Toxicol, 8 (8) : 993-6.

Hartmann, H. ; Fscher, G. et Janning, G. (1984) : Jaunisse cholestatique prolongée et leucopénie associée au piroxicam. Z. Gastroanterol, 22 : 343- 5.

Henell, P. ; Ericsson, J.L. et Claumann, H, (1983) : Degeberakuzatuib and phagocytosed lysosomes:by Kupffer cell lysosomes. Lab. Invest, 48 : 556-64.

Hobbs, D.C. (1980) : Table ronde sur la pharmacocinétique des médicaments AINS et leur signification clinique. Bruxelles, le 30 mai.

Hoffer, L. et Thumb, N. (1984) : Anti-inflammatory substances, their effect on DNA synthesis and repair, in : Kuemmerte, Pharmacologie clinique IV, 1-12, Eco. Maison d'édition Med.

Hoppmann, R.A. ; Peden, J.G. et Ober, S.K. (1991) : Effet secondaire sur le système nerveux central des anti-inflammatoires non stéroïdiens. Arch. Intl. Med., 151 : 1309- 13.

Huja, Y. R. et Jaja, M. (1982) : Aberrations chromosomiques et ECS induites par l'ampicilline *in vitro* et *in viro dans les* chromosomes humains en cultures de lymphocytes. MA. J., Hum. Genet, 34(6) : 169.

Ibrahim, M.A. (1999) : Étude des changements histochimiques dans certains tissus de mammifères induits par un AINS (Diclofenac). Thèse de maîtrise, Zool. Département, Fac. Sci., Université de Helwan

Insel, P.A. (1991) : Analgésiques- antipyrétiques et anti-inflammatoires : Médicaments utilisés dans le traitement de la polyarthrite rhumatoïde et de la goutte : Dans Goodman & Gilman's ; The Pharmacological Basis of Theerapeutics. Ed. Par A.G. Gilman, T.W. Rall, A.S.Nies et P. Taylor, [8e] éd., chap. 26, p. 638, pergamon press, New York.

Jaekson, B. et Lawrence, R.J. (1978) : La nécrose papillaire rénale associée à l'indométhacine et à la phénylbutazone a traité la polyarthrite rhumatoïde. Aus. N.Z.J. Med, 8(2) : 165-7.

Johanson, C. et Berystrom, S. (1982) : Prostaglandines et protection de la muqueuse gastro-intestinale. Scan. J. Gastroenterol, 17(Suppl.) 17-21.

Klein, G. et Wottawa, A. (1975) : L'influence des thérapies dites de base et des antirhumatismaux symptomatiquement efficaces sur les enzymes du. ADN . Réparation, Acta Med. Austriacu, 2 : 153- 6.

Kullich, W. et Klein, G. (1986) : Enquête sur l'influence des médicaments antirhumatismaux non stéroïdiens sur les taux d'échange de chromatides soeurs. Mutat. Res. June ; 174 (2) : 131-4.

Kullich, W. ; Hermann, J. et Klein, G. (1990) : Études cytogénétiques des lymphocytes humains sous l'influence des oxicams. Z Rheumatol, 49 : 77-81.

Lee, S.H. ; Fauwcett, V. et Preece, J.M. (1982) : Anémie aplastique associée au piroxicam. Lancet, 1 : 1186.

Levin, M.L. (1988) : Patterns of tubulo-intestinal Damage Associated with Nonsteroidal anti-infammatory drugs. Seminars in Nephrology, 8(1) : 55-61.

Lifeschitz, M.D. (1983) : Les effets rénaux des anti-inflammatoires non stéroïdiens. J. lab. Clin. Med., 102 : 313-23.

MacDougall, L.G. ; Taylor-Smith, A. ; Rothberg, A.D. et Thomson, P.D. (1984) : Empoisonnement au piroxicam chez un enfant de 2 ans. Un rapport de cas. S. Afr. Med. J., 661 : 31-33.

Martell, E.A. (1977) : Toxicité des médicaments anti-inflammatoires non stéroïdiens. Dans : "Inflammation et anti-inflammatoires   ",
Ed. Par spectre
Publications, Inc, Ch. 15. P. 210.

McCafferty, D ; Granger, D.N. et Wallace, J.L. (1995) : Indométhacine - lésion gastrique et adhérence des leucocytes induites par l'indométhacine chez des rats arthritiques par rapport à des rats sains. Gastroenterol, 109 : 1173- 1180.

Melvin, E.S. et Abdibaki, Y.Z. (1966) : Action néphrotoxique des venins de serpents de mer et de ratstis : Une étude au microscope électronique. J. Pathol, 118 : 75- 81.

Metz, S.A. (1981) : Les agents anti-inflammatoires comme inhibiteurs de la synthèse des prostaglandines chez l'homme. Méd. Clin. N. Am., 65 : 713.

Mitelman, F. (1983) : Chromosome patterns in human cancer and leukemia In : Chromosome et cancer des molécules à l'homme. Publié sous la direction de J.D.

Rowley et J.E. vitamann, Bristol Myers cancer symposium, Vol. 5, 61-84, Academic Press, Orlando.

Miura, S. ; Suematsu, M. ; Tanaka, S. ; Nagata, H. ; Houzawa, S;l Suzuki, M. ; Kurose, I. ; Serizawa, H. et Tsuchiya, M. (1991) :

Microcirculatory distrubance in indomethacin- induced intestinal ulcer. Am. J. Physiol, 24 : 213- 9.

Mohamed, S.A. et Steitia, F.A. (1995) : Effet du diclofénac sodique sur la structure du foie des souris : Étude au microscope optique et électronique. Égypte. J. Histol, 18 (1) : 249-62.

Montecucco, C. ; Mazzone, A. ; Pasotti, D. ; Caporali, R. ; Longhi, M. ; casilli, D. ; Ricevuti, G ; Fratino, P. et Ruffilli, MP. (1989). Effet de la thérapie au piroxicam sur la fonction granutocytaire et la concentration d'élastase granulocytaire dans le sang périophérique et le liquide synovial des patients atteints de polyarthrite rhumatoïde. Inflammation, 13 : 211.

Morise, Z ; Komatsu, S. ; Fuseler, J.W. ; Granger. D.N. ; Perry, M. ; Issekutz, A.C. et Grisham, M.B. (1998) : ICAM-1 et expression de la sélectine P. dans un modèle de gastropathie induite par les AINS. Am. J. Physiol, 37(2) : 246- 52.

Murn, M. (1989) : Changements fonctionnels et structurels dans les reins de rats après l'administration à long terme de piroxicam. Ferme. Vestn Ljubljana, 40 : 95105.

Nuotio, P. et Makisara, P. (1978) : Piroxicam therapy in non-articular rheumatism [3rd] Egyptian Congress of Rheumatology. Le Caire, du [2] au [5] mars 1983.

Osborne, C.A. (1974) : Urgences urinaires chez le vétérinaire actuel. Therapy" V. Kirk, R.W. A. ed. W.B. Saunders Co., Philadelphie, PA, PP. 829869.

Otterness, J.G. ; Larson, D.L. et Lombardino, J. G. (1981) : Une analyse du piroxicam (Feldenes) dans des modèles d'arithrite de rongeurs. [3e] Congrès égyptien de rhumatologie. Le Caire, du [2] au [5] mars 1983.

Preston, R.J. ; Av, W. ; Bender, M.A ; Brewen, J.G. ; Carrano ; A.V. ; Heddle, J.A ; McFee, A.F. ; Wolff, S. et Wassorn, J.S. (1983) : Essais cytogénétiques *in vivo* et *in vitro sur les* mammifères. Un rapport sur le gène. Tox. Prog. Mut. Res., 87 : 143- 88.

Rahman, M. ; Turner, R. ; Pisko, E. et Agudelo, C. (1979) : Efficacité et sécurité à long terme du piroxicam dans le traitement de la polyarthrite rhumatoïde. Clin. Pharmacol. Ther., 25 : 243.

Reimer, A.K. ; Ganot, E.C. et Jenning, B.R. (1972) : Alterations in renal cortex following Ischemic injury III- Ultra-structural of proximal tubules after ischemia or autolysis. Laboratoire. Inv. 26(4) : 347- 63.

Riccardi, V.M. (1977) : L'approche génétique des maladies humaines : Oxford University press, New York.

Romberg, O. (1982) : Comparaison du piroxicam et de l'indométhacine dans la spondylarthrite ankylosante : Un essai croisé en double aveugle. Am. J. Med. 72 : 58.

Savage, J.R. (1975) : Classification et relations des changements structurels chromosomiques induits. J. Med. Gen. 12 : 103-22.

Schiantarelli, P. et Gadel, G. (1981) : "Piroxicam pharmacologic activity and gastrointestinal damage by oral and rectal route comparison with oral indomethacin and phenylbutazone" Arzneim Forsch, 331, 3351- 91.

Skeljo, M.V. ; Cook, G.A. ; Elliott, S.L. ; Giraud, A.S. et Yeomans, N.D. (1996) : Gastric mucosal adaptation to diclofenac injury. Dig. Dis. Sci. 41 (1) : 32-39.

Stevens, A. et Lowe, J. (1997) : Histology Gower Medical Publishing. Londres. New York.

Stevenson, A.C. ; Bedford, J. ; Hill, A.G.S. et Hill, H.F.H (1971) : Études chromosomiques chez les patients prenant de la phénylbuta zone. Ann. Rheum. Dis., 30 : 487- 500.

Tawfek, N.S. ; Abdel Moneim, L.A. ; Gabry, M.S. et Ibrahim, I.A. (1996) : Effet de différentes doses d'indométhacine sur la structure histologique du foie de rat. J. Égypte. Ger. Soc Zool, 20(C) : 89-110.

Tawfic, M.K. (1986) : Étude structurelle des différents tissus de rats albinos après exposition au venin de scorpion. Thèse de doctorat, Faculté de médecine, Ain Shams, Université du Caire, Égypte.

Teleb, Z.A. ; Abd El-Gawad, S.M. et Madkour, M.A. (1990) : Études sous-cellulaires de la néphrotoxicité évoquée par un médicament oral de courte durée à base de piroxicam chez des rats albinos mâles adultes J. Egypt. Soc. Toxicol, 5 : 29-36.

Tice, R.R. et Ivett, J.L. (1985) : Analyse cytogénétique des lésions de la moelle osseuse. Toxicology of the blood and bone marrow, édité par Richard, D. Irons. Raven Press, New York ; 119-39.

Trump, H.F. et Bulger, R.E. (1968) : La morphologie du rein : la structure de base de la maladie rénale, Harper et Row. Hoeber. Division médicale, New York.

Wachstein, N. et Besen, M. (1964) : Electron microscopy of renal coagulative nerosis due to disusine with special reference to mitochondrial piknosis, Am. J. Pathol, 44 (3) : 383- 400.

Walker, J.R. et Dawson, W. (1979) : Effet de l'isoxicam et d'autres AINS sur le métabolisme de l'acide arachidonique par les leucocytes péritonéaux du rat. J. Pharm. Pharmacol, 1985, 37 : 587- 88.

Wax, J. ; Clinger, W.A. ; Varner, P. ; Bass, P. et Winder, C.V. (1970) : Relation entre le cycle entéro-hépatique et l'ulcérogenèse dans l'intestin grêle du rat avec l'acide flufénamique. Gastroenterol, 58 : 772-80.

Weitberg. A.B. (1988) : Effet de l'acide arachidonique et des inhibiteurs du métabolisme de l'acide arachidonique sur les échanges de chromatides sœurs induits par les phagocytes. Clin. Gent, 34(5) : 288-92.

Whittle, B.I.R. (1982) : Les métabolites de l'acide archidonique dans la fonction et les troubles gastro-intestinaux. En cours, V. conférence internationale sur la prostaglandine florence, mai (1982), P. 363, F.G. Loren Zini.

Wilson, D.E. et Kaymakcalan, H. (1981) :   Prostaglandine

:

Effet gastro-intestinal et ulcère gastro-duodénal. Méd. Clin. N., Am., 65 : 773.

Wiseman, E.H. (1977) : actes d'un symposium organisé par pfizer Central

Research Division en collaboration avec l'American Rheumatism Assoication Section of Arthritis Foundation au cours de la XIVe. Congrès international de rhumatologie, San Francisco, Californie, États-Unis, le 30 juin.

Wiseman, E.H. (1980) : Actes du symposium - Sixième édition Eur. Congr. Rheumatol, Wiebaden, Allemagne, P. 2-9. Services d'information professionnelle de l'Académie.

Wiseman, E.H. et Reinert, H. (1975) : Anti-inflammatoires et nécrose papillaire rénale. Agents et actions, 5, 322- 31.

Wiseman, E.H., Change, Y.H et Lombardino, J.G. (1976) : Expérience avec le piroxicam dans la spondylarthrite ankylosante, [3e] congrès égyptien de rhumatologie, Le Caire, [2] au [5] mars 1983.

Wiseman, E.H. ; Lombardino, J.G. Holmes, C.L. et Perand, J. (1981) : "Piroxicam" : propriétés pharmacologiques et biochimiques des substances médicamenteuses. Agents and Actions, 3 : 324-361.

Wolff, S. ; Rodin, B. et Cleavers, J.E. (1977) : Sister chromatid exchanges induits par des carcinogènes mutagènes dans la nature normale et xeroderma pigmentosum (Londres), 265 : 347-9.

Yosida, J. et Amans, D.H. (1965) : Polymorphisme autosomique chez des rats de Norvège sauvages et élevés en laboratoire, *Rattus norvegicus,* trouvés à Misima. Chromosoma, 16 : 658,

Yukiko, T. ; Sokpong, L. et Michio, U. (1977) : *In vitro :* effets des anti-inflammatoires non stéroïdiens sur la phosphorylation oxydative dans les mitochondries du foie de rat. Biochem. Pharmacol. 26 : 2101- 6.

Zhang, L.Y. et Wang, C.X. (1984) : Études histopathologiques et histochimiques sur l'effet toxique du brodifacoum dans le foie de souris. Acta Acad. Med. Sci. 6 (5) : 386- 88.

Zvaifler, N.J. (1988) : Nouvelles perspectives sur la pathogenèse de la polyarthrite rhumatoïde. Am. J. Med., 85 : 12.

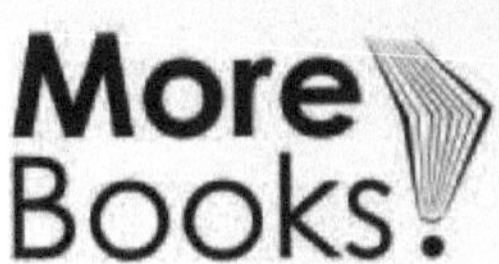

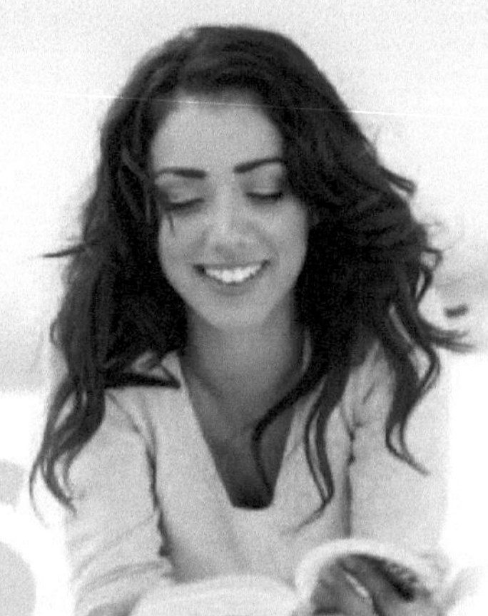

yes **I want** morebooks!

Buy your books fast and straightforward online - at one of world's fastest growing online book stores! Environmentally sound due to Print-on-Demand technologies.

Buy your books online at
www.morebooks.shop

Achetez vos livres en ligne, vite et bien, sur l'une des librairies en ligne les plus performantes au monde!
En protégeant nos ressources et notre environnement grâce à l'impression à la demande.

La librairie en ligne pour acheter plus vite
www.morebooks.shop

KS OmniScriptum Publishing
Brivibas gatve 197
LV-1039 Riga, Latvia
Telefax: +371 686 204 55

info@omniscriptum.com
www.omniscriptum.com

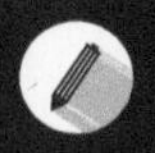

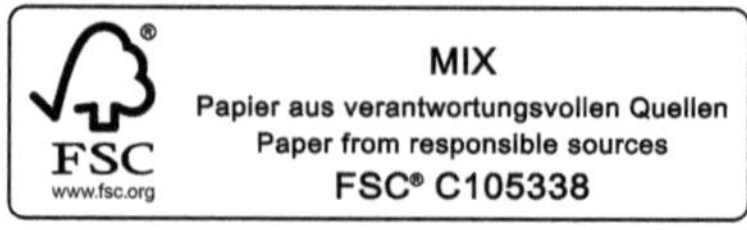

Printed by Books on Demand GmbH, Norderstedt / Germany